Coronowledge
코로날러지

오범조 · 이승용 · 조채린

코로날러지 ⓒ 2020

발행일	2020년 9월 1일
지은이	오범조 · 이승용 · 조채린
펴낸이	안나
펴낸곳	토일렛프레스
등록번호	502-95-95519 (2016.11.19.)
주소	서울 서초구 효령로34길 79
홈페이지	http://toiletpress.com
전자우편	ceo@toiletpress.com
인스타그램	www.instagram.com/toiletpress_
ISBN	979-11-969385-3-6 (03510)

이 도서의 국립중앙도서관 출판예정도서목록(CIP)은 서지정보유통지원시스템 홈페이지(http://seoji.nl.go.kr)와 국가자료공동목록시스템(http://nl.go.kr/kolisnet)에서 확인하실 수 있습니다. (CIP제어번호:2020020877)

잘못 만들어진 책은 구입하신 서점에서 교환해 드립니다.
본 도서는 법에 의하여 대한민국 내에서 보호받는 저작물입니다.
무단 전재 및 재배포를 금합니다.

Coronowledge
코로날러지

오범조 · 이승용 · 조채린

목차

추천의 글 · 8
- 이종구 前 질병관리본부장·서울대병원가정의학과교수 · 13
- 고경남 서울아산병원 소아청소년종양혈액과장 · 18
- 이어진 법무부 여수출입국·외국인관리사무소 의무과장 · 22

여는 글 · 24
일러두기 · 27

어느 역학조사관 이야기 · 30
- 쓰는 이유 · 32
- 세 번째 팬데믹 · 34
- 질병수사관 · 37
- 신상정보 공개문제 · 40
- 정보왜곡 문제 · 44
- 폐쇄회로티비 속 2m · 46
- 믿고 싶은 것만 믿는 사람들 · 47
- 감염병 보도준칙 · 48

- 아찔했던 집단감염 · 50
- 모범적이었던 어느 병원 · 55
- 죽은 자의 검사 · 63
- 신뢰, 협조, 책임분담 · 68
- 인포데믹스 · 70
- 뉴 노멀: 현재진행형인 팬데믹 · 74
- 안전한 공생 · 76

어느 공중보건의사 이야기 · 80
- 꽝 당첨 · 86
- 막막한 하루, 적막한 동성로 · 88
- 방문 검체채취 미션 · 94
- 남의 집 앞에서 옷을 벗다 · 55
- 보이스 피싱 · 98
- 여기 확진자 살아요? · 99
- 꼬여버린 동선 · 105
- 바깥을 지키는 음압텐트 · 108
- 환자 사이 간격 · 110
- 여기서 막아야 전국으로 안 퍼져! · 112
- 이상과 현실 · 112

- N95와 레벨D · 116
- 폐에선 쇠맛이 나… · 117
- 동료의 확진 · 119
- 검사를 받는 입장 · 124
- 전원 음성의 찝찝함 · 128
- 자진반납한 귀가 · 130
- '한국사람들' · 133
- 확진 부부의 갓난아기 · 138
- 대구시민들의 선물 · 140

어느 간호사 이야기 · 142
- 생소한 진동 소리 · 144
- 자원자 모집 · 145
- 무서워, 하지만 · 147
- 엄마의 눈물 · 149
- 동산병원 병동 · 151
- 레벨D를 도와줘 · 153
- 얼린 생수병 · 156
- 장례식장의 쪽잠 · 157
- 똑같은 환자일 뿐 · 162

- 속속 도착하는 자원의료진 · 163
- 진짜 기계 앞에서 · 164
- 제발로 걸어온 중환자 · 166
- 여기서 좀 꺼내줘요 · 172
- 떠난 환자가 남긴 것 · 174
- 천식 진단을 받다 · 174
- 연대감 · 180
- 또 자원할 것 같아요 · 181
- 수고하신, 모든 · 182

닫는 글 · 186
자료일람 · 190
주요 참고 사이트 · 193

추천의 글

이종구 前 질병관리본부장
서울대학교 의과대학 의학과 가정의학교실 · 서울대학교병원 가정의학과

"We will not - we cannot - go back to the way things were."
세계보건기구 WHO 테드로스 Tedros Adhanom Ghebreyesus 사무총장의 인터뷰는 한 세기에 한 번 있을까 말까 한, 이 재난적 질환에 대한 단적인 표현이다.

"당장 코로나19 검사 후 2주간 격리하고 계세요."
서울특별시보라매병원의 역학조사 담당자로부터 한 통의 전화를 받았다. 프랑스 잡지 기자 부부와 한 시간 반 인터뷰한 결과였다.

폐쇄회로티비 영상을 확인하고 검사를 했다. 검사결과는 다행히 마스크의 위력으로 음성으로 나와서 안심했지만 나는 중국 코로나19 현지조사 귀국 후 2주 격리에 이어 두 번째 격리를 해야만 했다. 이 질환은 세상의 모든 것— 경제, 문화, 사회—을 바꾸고 있다. 이제는 과거로 절대 돌아갈 수 없다.

이 책은 무용담과 같은 이야기이다. 그러나 지금의 역학조사는, 환자진료는 무용담이 그 이상이다. 개인보호장구를 쓰고 24시간 감염으로부터 자신을 보호하는 것은 물론 1/4이상이 사망하는 노인계층에 대한 어려운 치료과정은 남의 일이 아니다.

역학조사관은 현장의 문제를 해결하기 위한 보건분야 수사관이다. 1999년 처음 이 제도를 내가 만들었을 때 몇 사람들 빼곤 모두에게 역학조사란 말은 생소한 말이었다. 심지어 점보는 사람으로 오해도 꽤 받았다.

그 해 말 미국 질병관리본부CDC의 로버트 폰틴Robert Fontine 박사와 일주일간 워크숍을 하면서 정규 교과과정을 만들었다. 초기 공보의 선생님들의 헌신적인 노력으로 제도는 잘 정착되었다.

원인미상의 감염병에 대한 발병원인 조사, 치료제나 백신이 없는 질병에 대한 추적조사는 죽을지 모른다는 공포심을 자아낸다. 그럼에도 이들은 나의 일이기에 기꺼이 현장으로 달려간다. 그러나 항상 조사는 어려움에 부딪힌다. 우리 말인데 통하지가 않는다. 때로는 대변도 뒤지고 쓰레기통도 뒤진다.

가설을 증정할 수 있는 단서가 도대체 어디에 있을까? 이 질병은 조기발견, 환자격리isolation, 접촉자 추적과 검역격리quarantine에 의존하여 대응할 수 밖에 없다. 집단발병cluster를 잘 찾아서 역학적 연관성을 밝히고 접촉자를 격리하는 일은 어렵지만 포기하지 말아야 하는 일이다.

그러나 현재 이들로도 감당이 되지 않을 정도로 감염병이 급속히 번지고 있다. 그래도 이들로 인해서 우리사회가 안전해지고 있다. 14세기 이탈리아 도시국가 베니스에 처음 생긴 검역quarantine제도가 유일한 이 질환의 차단 방법이라는 사실에 놀라움을 금하지 못할 것이다.

1960년부터 알려진 감기 바이러스에 대한 치료제, 백신이 없는 것은 감기 바이러스 종류가 매우 많기도 하거니와 백신개발과 치료에 투자할 만큼 위중한 질병도 아니기 때문이다. 제약계로선 돈벌이가 되지 않는다. 그러다보니 여기서 변종이 생긴 신종 감염병 역시 치료제와 백신이 없는 것은 당연하다.

자연치유되는 90%의 환자와 달리 10% 정도의 환자는 산소를 요하고 에크모ECMO(Extracorporeal Membrane Oxygenation) 치료도 요한다. 개인 보호장구 PPE(Personal protection Equipment)를 갖

추고 24시간 중환자를 돌보는 의료현장은 생명에 대한 경외감 그 자체이다.

그러나 고도로 발전한 현대의학조차도 환자가 삶의 끈을 놓지 않도록 도와주는 것에 불과하다. 환자 자신이 바이러스와 싸워 이겨내는데 단지 도움을 준다는 것을 의미한다. 그럼에도 자신의 몸을 던져가며 환자를 돌보는 중환자관리 간호사의 숙련됨이 사망률을 줄일 것이다.

인구의 60-70%가 면역을 지니면 이 질환은 사라질 것이다. 자연면역으로 이 수준을 획득하는 것은 불가능하다. 인공면역 즉 예방접종 약품이 보급되기 전까지는 이 질환은 예방으로 해결해야 한다. 전체 환자발생을 줄이는 일이 매우 중요한 대책이다.

따라서 사회적 거리두기, 손씻기, 기침예절, 마스크 쓰기는 개인의 몫으로 자기를 지켜야 하는 일이다. 그러나 바이러스는 사회적 약자 —아파도 근로를 할 수밖에 없는 대면 서비스의 비정규직 노동자, 방문판매업 종사자 그리고 면역력이 약한 노인— 계층을 파고들어서 감염시키고 있다.

건강의 사회적 결정요인이 잘 드러나는 질병으로 이들의 보호 정책을 통해서 사회적 집단면역 Social Heard Immunity을 형성

시키는 정책은 유행을 막을 수 있는 비의학적 장치 장치일 것이다. 이는 의료인의 직분으로 하기 힘든 부분이다.

『코로날러지』는 철저하게 현장에 있었던 의료진의 입장에서 쓴 글이다. 이 책의 저자들은 각자의 자리에서 충실히 역할을 다 했던 많은 사람들 중 하나이다.

그러나 감염병과 사회는 밀접하게 연동되어 있다. 상황이 여기까지 흐르게끔 만든 연원을 짚는 것이 필요하다. 그러기 위해서는 있는 그대로의 기록이 대조군으로서 너무나 절실하다. 이 책은 의료진의 현장 기록으로 큰 의미를 갖는다.

『코로날러지』는 코로나19 대응 현장에서 근무했던 의료진의 고민이 그대로 들어있는 소중한 기록이다. 우리는 저자들의 기록을 통해 코로나19 대응 현장의 특성과 각 직역의 업무가 어떻게 구성되었는지 알 수 있고 의료진이 현장에서 대체 어떻게 환자들을 만났는지 알 수 있다. 환자들이 건네는 한 마디에 사회와 국가의 레서피가 들어 있다. 의료진은 한 명 한 명을 돌보면서 자기 앞의 거대한 사회적 구조를 직면한다.

많은 사람들이 저마다 코로나19에 대한 진단을 내놓고 '포스트 코로나19'를 대비한다고 외치지만, 난 나와 같은 일을 하는 사람들의 목소리를 더욱 생생하게 느낀다. 그래서 『코로날러지』를 읽으며 '같은 생각을 하는, 남이 쓴 일기'를 보는 것 같았다.

많은 사람들이 『코로날러지』를 통해 지금 이 순간에도 현장에서 고군분투하고 있는 의료진의 목소리를 투명하게 만날 수 있을 것이라 생각하며 이 책을 강력하게 추천한다.

推천의 글

고경남
서울아산병원 소아청소년종양혈액과장

찬 바람이 불기 시작하면, 소아청소년과 외래와 병동은 열이 나고 기침을 하는 아이들로 북적이고는 한다. 굳이 고가의 PCR 검사를 하지 않더라도, 이 아이들이 모종의 호흡기 바이러스에 감염되었을 것이라는 걸 짐작하는 것은 어렵지 않았다.

요즘은 다중 PCR 검사법으로 한꺼번에 여러가지 바이러스를 동시에 검출해 낼 수 있는데, 대략 반나절이면 바이러스 검사 결과가 보고된다. 인플루엔자, 파라인플루엔자, 라이노바이러스, 호흡기세포융합바이러스 등등. 물론 코로나바이러스도 드물지 않게 보고되고는 했다.

예상대로, 호흡기 바이러스가 검출이 되면, "아, 이거 감기 같은 거니까, 며칠 고생하면 좋아져요." 하고 안심시키고는 했다.

나는 겨울철이 되면, 소아청소년과 의사의 숙명처럼, 진료 중 누군가로부터 바이러스에 옮고, 또 집에 가서 가족들에게 옮겨서 핀잔을 듣기도 했다.

낙엽이 떨어지고, 눈이 내리고, 산타가 찾아오고, 바이러스도 찾아온다. 소아청소년과 의사에게 호흡기 바이러스는 일상의 한 요소일 뿐이었다.

작년에 처음 중국에서 국지적으로 신종 코로나바이러스가 유행하기 시작했을 때 그저 시큰둥했었다. 당연히 SARS나 MERS처럼 국지적인 감염으로 끝날 것이라고 생각했다.

하지만, 강력하게 변형된 이 신종 바이러스(코로나19)가 어느새 방역망을 뚫고 들어와서 공동체에 퍼지기 시작했을 때, 소아과 의사에게 숙명처럼 느껴지는 호흡기 바이러스를 일상에서 쉽게 쫓아낼 수 없으리라는 것을 직감하는 것은 어렵지 않았다.

따라서, 우리 사회가 이 바이러스와 전쟁을 벌이기 시작했을 때, 나는 우리가 일상에서 얼마나 많은 것을 포기해야 할지를 생각하면서 아득해졌다. 우리는 보이지 않지만 일상의 어디서나 존재할 수 있는 적과 싸우기 시작한 것이다.

참으로 기이한 전쟁이다. 적은 보이지 않고, 전쟁터와 일상이 분리되지 않는다. 물론, 이런 거대한 방역 전쟁을 할 수 있었던 것은, 우리 사회가 그만큼 체계가 잡혀 있고, 병원도 감염 관리 체계가 갖춰져 있기 때문일 것이다. 하지만, 두말할 필요없이 일상과 분리되지 않는 이 전쟁은 끔찍할 정도로 소모적일 수밖에 없다. 방역의 최전선이 되는 병원에서는 더욱 그렇다. 내가 일하던 병원의 소아 병동에서 코로나19 환자가 발생했었기 때문에, 나는 예상치 않게 코로나 방역의 최전선에서 잠시 환자를 진료했어야 했다.

물론, 요즘은 누구나 코로나19의 영향력 안에 있지만, 환자를 직접 돌보지 않으면 이 기이한 전쟁의 치열한 최전방을 체감하기는 쉽지 않다. 뉴스나 소셜 미디어로 전달되는 단편적인 소식들은 실제 최전방의 모습과는 사뭇 다르다.

신문에서 몇 줄로 처리되는 소식 속에 포함된 디테일은 상상을 초월한다. 전체 전쟁을 압축한 영화 한 편을 보는 것보다, 실제 작은 전투의 실시간 기록을 보는 것이 전쟁의 실체를 훨씬 더 진실되게 전달해 줄 것이다. 당장, 환자 한 명이 발생하면, 동선 파악부터 격리, 검사, 치료의 모든 과정에 당신이 미처 예상치 못한 디테일이 곳곳에 숨겨져 있다. 진실은 숲 뿐만이 아니라 나무 속에도 숨겨져 있다.

『코로날러지』에는 그러한 디테일이 생생히 담겨 있다. 이 책에 담긴 디테일은 이 질병이 갖게 된 사회, 경제, 정치적인 의미 이전에, 인간의 몸 속에서 분열하고 증식하는 바이러스와 치열하게 싸우는 임상 현장의 생생한 진실을 마주하게 해 준다.

경험이 많은 역학조사관과 신참 공중보건의, 그리고 최전방에 자원한 간호사가 각자 다른 입장과 관점에서 방역과 진료의 최전방에서 겪었던 치열한 싸움이 세세하고 진솔하게 기록되어 있다. 이 책은 바로 지금 이 순간, 이 기이한 전쟁의 최전방에서 어떤 일이 일어나고 있는지를 생생하게 전달해 줄 것이다.

우리가 지금 어떤 싸움을 벌이고 있는지, 그리고 그 싸움으로부터 우리는 무엇을 배우고, 앞으로 우리 사회는 어떻게 변해갈지를 알기 위해서『코로날러지』를 추천한다. 세월이 흐르고 코로나19로 엉망이 됐던 2020년을 듬성듬성한 삽화적인 기억으로 떠올릴 때,『코로날러지』는 치열했던 전쟁의 진실을 담은 생생한 스냅샷으로 소중하게 남아 있을 것이다.

추천의 글

이어진
법무부 여수출입국 · 외국인관리사무소 의무과장

마스크를 쓴 채 맞는, 상상하지 못했던 풍경의 여름입니다. 궂은 장마가 지나고 태양은 뜨겁지만, 코로나19라는 구름은 쉽게 걷힐 생각이 없어 보이네요. 마스크로 서로가 서로에게 격리되어 버린 외롭고 고독한 시기에, 우연 또는 필연으로 그 외로움과 고독을 현장에서 마주하였던 분들이 계십니다. N95 마스크와 레벨D 방호복 안에서 바라본 신종 코로나바이러스는 얼마나 더 뜨겁고 후텁지근한 존재였을까요?

특별히 다른 누군가는 아닙니다. 국가적 감염병 재난 속에서 아픈 사람들을 돌보고, 보이지 않는 위험을 뒤쫓던 이들도 보통의 사람들처럼 신종 바이러스 앞에서 걱정과 두려움을 느끼는 한 개인이지요.

저자들은 이미 우리가 알고 지내던 가족, 이웃, 동료 한 사람이 되어 몸소 겪었던 일들을 담담한 어조로 이야기합니다. 불시에 찾아온 충격에 맞서 최후의 보루이자 전장의 한복판에 서게 되었던 자신들을 각자의 언어로 드러냅니다.

이 책을 통해 일반 독자들은 일선 현장의 의료진의 헌신과 노고를 알게 됩니다. 관료나 정책 설계자들은 놓치기 쉬운 현장의 소중한 목소리를 들을 수 있습니다. 단일 바이러스가 전 세계 사람들의 삶을 통째로 바꿔버린 전대미문의 소설 같은 현실이지만, 결국은 사람이 하는 일인 것이지요. 우리는 가장 궁금했지만 쉽게 들여다 볼 수 없었던 곳의 희로애락 이야기들을 엿볼 수 있습니다.

역사가 모든 이야기를 기억하지는 못할 것입니다. 오늘은 부침이지만, 흐르는 시간의 강물 위에서 '뉴 노멀'이라는 적응의 한 과정에 지나지 않을는지도 모르겠습니다. 하지만 적어도 이 순간만큼은 젊음과 시간을 아낌없이 쏟았던 세 저자들을 기억해 주고 싶습니다.

쉽지 않은 순간을 살아낸 2020년 지금 우리들의 이야기를 기록하고자 한 토일렛프레스 출판사 관계자분들의 노력에도 경의를 표합니다.

여는 글

『코로날러지』는 코로나바이러스Coronavirus, 나우Now, 날러지 Knowledge의 합성어입니다. 2020년 초 누구도 예상하지 못했던 코로나19 팬데믹이 세계를 덮쳤습니다.

이 책은 코로나19 대응현장에서 헌신한 의료진의 치열한 경험을 엮어낸 기록물입니다. 저자들은 각각 서울시 역학조사관, 대구시 보건소에 파견된 공중보건의사, 신천지 사태로 연일 떠들썩했던 대구동산병원 간호사로서 수많은 인명을 구하고 추가 피해를 막은 일등 공신들입니다.

어느새 외출 전에 마스크부터 찾고, 수시로 손을 씻고, 알리미 앱과 메시지로 우리 동네 코로나19 확진자 발생 현황과 동선을 살피는 것이 일상이 되었습니다. 밖에서도 마스크 위로 눈만 빼꼼 내놓고 혹시나 남과 몸이 닿을까 조심조심 지나가는 와중에 갑자기 기침만 쿡 터져 나와도 주변의 눈초리가 예사롭지 않지요. 우리는 이렇게 우리 나름대로 코로나19의 현장에 있다고 생각하지만, 의료진의 코로나19 대응현장은 또 어떨까요?

연일 공시되는 확진자 관련 데이터와 뉴스 덕분에 코로나19에 대해 정보가 많다고 생각하기 쉽지만, 코로나19를 대하는 정부, 언론, 현장 의료진, 국민의 입장은 모두 다릅니다.

『코로날러지』는 이 중에서 현장 의료진 입장에서 바라본 현 상황을 기록한 책입니다. 모두가 확진자의 동선을 주시하며 그가 지난 길을 피해다닐 때, 의료진은 확진자의 지척에 있는, 확진자에 대해 정보가 가장 많은 사람이어야 합니다. 그러다 보니 의료진의 코로나19 대응상황은 우아한 상황이 아니었습니다.

『코로날러지』는 밀접접촉자의 사망 소식을 듣고 한밤중 장례식장을 찾아 시신에서 검체를 채취한 역학조사관, 제비뽑기 꽝에 당첨되어 대구에 파견된 공보의, 얼린 생수병으로 뒷목을 식혀가며 숨막히는 방호복 레벨D와 사투를 벌이는 간호사의 이야기입니다.

우리는 비교적 삶의 현장 가까이에 병원이 있는 삶을 삽니다. 평소엔 당연히 여겼던 울타리에 대해 그것이 거기 있었는지조차 몰랐는데, 갑자기 큰일을 겪고 울타리를 넘어 내 쪽으로 슬금슬금 다가오는 위험을 감지하고 나서야 국가의 작동범위와 의료진의 존재의미를 다시 생각해 보게 됩니다.

감염위험이 가장 높은 현장에서 면대면으로 위험을 마주한 의료진 덕분에 우리는 타인의 고통을 간접적으로 체험하고 이를 통계와 영상 자체로 받아들일 수 있습니다. 매체를 통해 확인하는 비극은 일단은 나의 것이 아니기 때문에 역설적으로 한발 물러나서 확인이 가능한 것입니다.

코로나19를 겪으며 의료진이 남긴 기록을 통해 국가의 방역시스템을 간접적으로 들여다볼 수 있습니다. 세계가 한국의 코로나19 대응정책을 칭송하고 있지만, 그것이 과연 무엇을 통해 어떻게 가능했는지도 같이 들여다보고 자랑스러워했으면 좋겠습니다.

보도된 것들은 보도된 것대로, 보도되지 않은 것들은 보도되지 않은 것대로 고스란히 실었습니다. 종식되지 않았기 때문에 여전히 유효하고, 종식된 후엔 오히려 되새겨 볼 수 있는 코로나19.

인류는 코로나19 이후 팬데믹이 상수인 세상을 살아갈지도 모릅니다. 그 급습에 저항했던 구조와 시스템에 대한 선례로서 이 책이 후대에 전해지는 기록물이 되기를 희망합니다.

일러두기

본문에 등장하는 전문·의학용어를 정리하였습니다. 대한민국 질병관리본부의 자료를 가장 많이 참조하였습니다.

- 코로나19

세계보건기구(WHO) 감염병 명명 지침에 따라 지어진 이름은 신종 코로나바이러스 감염증 2019(Coronavirus disease-2019), 코로나19(COVID-19)입니다. 신종 코로나바이러스 균주의 학명은 SARS-CoV-2입니다.

- 팬데믹 (대유행, pandemic)

WHO지정 전염병 경보단계 중 최고 위험등급이며, 세계적으로 전염병이 기승을 부리고 있는 상태를 말합니다.

- 병원체(病原體)

병원체란 인간 또는 동·식물에서 감염성 질환을 일으키는 원인 생물체로서 세균, 진균(곰팡이), 바이러스 등이 이에 해당합니다.

- 감염(感染, infection)

바이러스나 세균, 곰팡이 같은 특정한 병원체가 사람의 몸에 들어온 후 피부와 점막, 체액 등에서 개체 수를 늘리는 과정입니다. 주로 사람과 병원체 관계에서 유의한 단어입니다.

- 전염(傳染, contagion)

특정 병원체에 감염된 사람이 해당 병원체를 직접적으로 혹은 다양한 매개체를 통해 간접적으로 다른 사람에게 옮기는 것입니다. 주로 사람과 사람 관계에서 유의한 단어입니다.

- 비말(飛沫, droplet)

대화를 할 때 (또는 기침, 재채기 시 콧물이나 침으로부터) 나오는 5 μm 이상의 분비물입니다. 비말 입자는 바이러스를 포함하고 있을 수 있습니다. 감염된 사람과 밀접접촉 시 마스크 착용을 하지 않으면 전염가능성이 높아집니다.

- 역학조사관(Epidemic Intelligence Service, EIS)
역학조사관은 감염병의 원인과 특성을 찾아내 감염병 유행을 차단하는 방법을 밝히는 역학조사를 진행하는 국가·지방 공무원입니다. 감염병 환자 등의 인적 사항, 감염병 환자 등의 발병일 및 발병 장소, 감염병의 감염원인 및 감염 경로, 감염병 환자 등에 관한 진료기록과 그 밖에 감염병의 원인 규명과 관련된 사항을 조사합니다.

- 신종인플루엔자A(H1N1)
신종플루는 A형 인플루엔자 바이러스에 감염된 돼지로부터 발생한 신종 인플루엔자 바이러스(pandemic influenza A/H1N1 2009)에 의해 감염되는 호흡기 질환을 의미합니다. 초기에 '돼지독감'으로 불린 이 바이러스성 질환은 멕시코에서 등장하여 미국으로 퍼진 후 전 세계로 확산되었습니다.

- 메르스(중동호흡기증후군, MERS, Middle East Respiratory Syndrome)
2015년 중동, 아라비아반도를 중심으로 발생했던 중증급성호흡기 질환입니다. 코로나바이러스(Coronavirus) 감염이 원인이며 과거 사람에게서는 발견되지 않은 새로운 유형의 바이러스입니다.

- 에볼라바이러스(Ebola Virus)
2013년 서아프리카에서 발생하여 빠르게 전파된 바이러스로 인수공통 전염병입니다. 감염된 야생동물과의 접촉 후, 혈액, 땀, 소변, 정액, 모유 등 체액과의 직접적인 접촉을 통해 사람 대 사람으로 전염됩니다.

- 사스(중증급성호흡기증후군, SARS:Severe Acute Respiratory Syndrom,)
2002년 중국에서 발생한 사스-코로나 바이러스(SARS coronavirus, SARS-CoV)가 인간의 호흡기를 침범하여 발생하는 질병입니다. SARS-CoV 동물 숙주에 변이를 일으키며 이것 종간 감염으로 이어진 것으로 추정하고 있습니다.

- 음압(陰壓, Negative pressure)
바깥 공간에 비해 기압이 낮은 상태를 의미합니다. 기압이 낮기 때문에 음압인 공간에 있는 공기는 외부로 나가지 못하고 그 공간에 계속해서 머물러 있습니다. 음압시설은 그 시설의 내부가 아닌, 외부를 감염으로부터 보호하기 위한 역할을 합니다. 선별진료소의 음압텐트는 환자의 비말이 천막을 열고 닫을 때 외부로 새어나가게 하지 않기 위한 시설입니다.

- 검체
병원체 감염여부, 이로 인한 건강상태등을 알아보기 위해 환자로부터 채취하는 혈액, 체액, 분비물, 배설물 등을 말합니다.

- PCR(polymerase chain reaction, 중합효소 연쇄반응) 검사
중합효소를 이용해 유전자 양을 증폭시키는 검사입니다. 혈액, 소변, 정액, 신체조직 등의 검체를 사용합니다. 코로나19 감염여부 확인에는 rRT-PCR(Real time reverse transcription polymerase chain reaction)이 사용됩니다. RNA 바이러스인 코로나바이러스(SARS-CoV-2)의 유전자 정보가 밝혀지면서 rRT-PCR을 통해 코로나19 감염여부를 보다 빨리 받아보게 되었습니다.

- 인포데믹스
인포데믹스는 정보를 뜻하는 인포메이션(Information)과 전염병을 뜻하는 에피데믹스(Epidemics)의 합성어로, '잘못된 정보나 루머들이 IT기기나 미디어를 통해 빠르게 확산하여 사회, 정치, 경제, 안보등에 치명적인 위기를 초래하는 것'을 의미합니다.

- PAPR(전동식 공기정화 호흡기, Powered Air-Purifying Respirator ; PAPR)
감염된 사람의 비말 등을 통해 착용자가 바이러스에 노출되지 않게 하면서 호흡을 돕도록 고안된 개인보호장치 중 하나입니다.

- 잠복기(潛伏期, Incubation period)
'병원체가 숙주에 침입 후 표적 장기에 이동, 증식하여 일정 수준의 병리적 변화가 있으면 증상과 증후가 발생하는 시기까지의 기간'을 말합니다. 바이러스의 유무가 잠복기의 기준이 아니고, 증상유무가 기준입니다.

- 교차감염
환자에서 다른 환자로, 환자에서 의료진으로, 의료진에서 의료진으로, 의료진에서 다른 환자로 병원체가 옮겨 다니는 현상을 말합니다.

- 선별진료소
기침이나 발열 등 감염증 의심증상자가 의료기관 출입 전 별도로 진료를 받도록 하는 공간으로 문진과 검체채취가 이뤄집니다. 최근 동차이동형(Drive Thru), 도보이동형(Walk Thru) 운영모델도 등장했습니다.

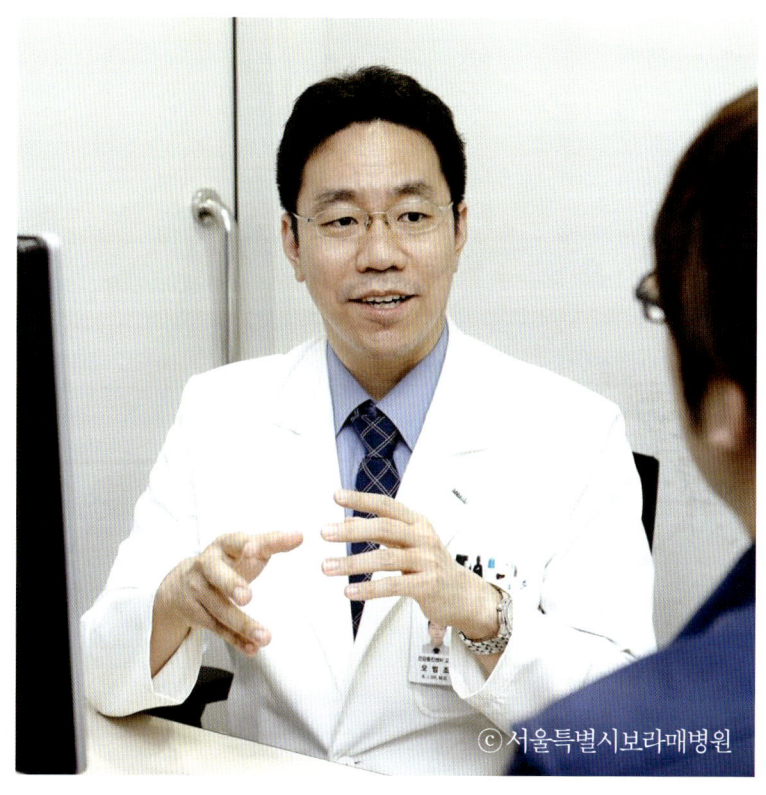

오범조

서울대학교 의과대학을 2007년 졸업하고, 서울특별시 보라매병원 가정의학과 교수로 재직 중이다. 전공의 시절 신종플루를, 막내교수 시절 메르스(MERS)를 경험했고, 2020년 코로나19 창궐 후 사태 수습을 위한 서울시 역학조사관에 위촉되어 활동하였다.

어느 역학조사관 이야기

- 쓰는 이유
- 세 번째 팬데믹
- 질병수사관
- 신상정보 공개문제
- 정보왜곡 문제
- 폐쇄회로티비 속 2m
- 믿고 싶은 것만 믿는 사람들
- 감염병 보도준칙
- 아찔했던 집단감염
- 모범적이었던 어느 병원
- 죽은 자의 검사
- 신뢰, 협조, 책임분담
- 인포데믹스
- 뉴 노멀: 현재진행형인 팬데믹
- 안전한 공생

- 쓰는 이유

메르스MERS, 중동호흡기증후군라는 낯선 이름의 병이 사회적으로 큰 공포와 혼란을 주었던 것이 불과 5년 전의 일인데, 2020년은 그 자리를 신종 코로나바이러스 감염증COVID-19(이하 코로나19)라는 이름이 차지하고 있다.[1]

 2015년 5월 첫 환자가 확진되면서 발발한 메르스의 유행은 두 달 남짓한 기간 동안 비록 사망률은 높았지만 200명 미만의 감염자를 남기고 같은 해 12월에 종료된 바 있다.

하지만 코로나19의 유행은 2020년 8월 26일 기준 우리나라에서만 확진자 17,945명, 사망자 310명을 기록하고 있다. 전세계적으로는 확진자 24,058,790명, 사망자 829,118명으로 집계되었고 이 수치는 현재에도 빠르게 증가하는 추세다.

---

[1] 한국의 메르스 유행은 공식적으로 2015년 5월 20일부터 2015년 12월 23일까지이며, 총 감염자 186명 총 사망자 38명으로 집계되었다.

하루에도 몇 번씩 뉴스를 통해 코로나19와 관련된 정보를 접하지만, 추가된 확진자 수, 사망자 수, 전세계적인 유행 동향이 그 정보의 주를 이루고 있고, 뒤이어 이 바이러스에 대한 백신 개발, 치료제 개발에 대한 정보들이 쏟아지고 있어서, 우리는 코로나19에 대해 많은 정보를 알고 있다고 생각한다.

하지만 우리가 접하는 정보들 외의 또 다른 중요한 이슈들은 거의 알려지지 않고 관심도 얻지 못하고 있다. 예를 들면 확진자의 사망 혹은 퇴원 여부는 관심사지만 정작 확진자가 어느 의료기관에 입원하여 어떤 치료를 얼마나 받고 퇴원했는지, 입원한 동안 다른 합병증으로 고생하게 되었는지 등은 크게 관심받지 못하고 있다.

또 다른 중요이슈는 확진된 환자의 감염 경로를 파악하여 감염병의 예방 및 확산을 방지하기 위한 역학 조사관들의 노력이 아닐까 싶다. 이들의 노력이야말로 타 국가와 비교해 한국의 코로나19 피해가 현격히 적은 주요 원인이기 때문이다.

유행 초기 몇 달간 직접 역학 조사관으로 현장에 투입되었던 경험을 바탕으로, 역학조사 현장에서 일어나는 구체적 사안들을 공유하고자 이 글을 적게 되었다.

- 세 번째 팬데믹

또 유행이 시작되었다. 내가 의사면허증을 취득한 이후 이번이 세 번째 일이다. 2009년 1월 신종플루가 유행하기 시작하였을 때 나는 대학병원의 레지던트였다. 사실 지금도 그렇지만, 내 전공과목이 아니면 관심이 별로 없고 또 관심을 둘 여유도 없다.

하지만 신종플루가 나에게 와닿았던 이유는 당시 병원 건물 맞은편의 공간에 컨테이너 선별진료소를 차리고 각 과 레지던트들이 돌아가면서 매일 오전·오후 발열, 몸살이 주 증상인 환자들을 검사해야 했기 때문이다.

당시에 나는 매주 한 번씩 보호장비를 갖춰 입고 4시간 동안 앉아서 약 100명 정도 방문하는 환자들과 상담을 하고 검사를 수행했었다. 다행히 신종플루의 유행은 오래 지속되지 않아서 그해 봄이 지날 무렵 선별진료소를 철수했던 기억이 난다.

그리고 2015년 메르스MERS, 중동호흡기증후군라는 질환이 등장했다. 이때 나는 지금 근무하는 병원의 막내교수 3년 차로 일하고 있었고, 때는 5월 하순 경으로 기억한다. 중동에서 낙타와 접촉하는 막연한 소문으로 시작해서, 감염된 사람을 통해 2차, 3차 감염이 있을 수 있고 사망률이 높다고 알려지면서 병원에서는 긴장을 할 수밖에 없었고 이에 다시 한번 병원 건물 앞에 컨테이너 선별진료소가 세워졌다.

병원의 모든 교수들이 '골고루' 한 번씩 선별진료소 일을 하게 되어서 나는 3주에 한 번, 4시간 동안 보호 장비를 갖춰 입고 환자를 보았던 기억이 난다. 그러나 메르스에 대한 공포가 너무 커서 환자들이 병원에 오지 않았기 때문에, 4시간을 기다려도 환자는 두세 명밖에 오지 않았다. 그렇게 세 번 정도 내 차례를 소화했을 때 메르스는 거짓말처럼 사라져버렸고 또 선별진료소를 철수하였다.

이번에도 중국에서 무언가 시작되었다는 뉴스가 나온 후, 2020년 1월 우리는 '코로나19'라는 이름을 듣게 되었다. 거리가 가깝고 인적 교류가 많은 우리나라에서 이 병이 유행할 가능성이 높다는 생각은 쉽게 할 수 있었다.

다만 이미 적절한 팬데믹 대응법이 학습되었을 것이라는 기대와 달리 우리는 이번 감염병의 유행에도 비슷한 시행착오를 반복하고 있으며 언론을 통해 접하는 정보에 SNS 유통까지 더해져서 불필요한 정보, 거짓정보들까지 한꺼번에 통용되면서 공포가 확대재생산 되고 있다. 더불어 이전 감염병 유행에 비해 전 세계적으로 장기화할 조짐이 보이고있고, 백신이나 치료제 개발 속도도 예상보다 더뎌서 사람들의 불안은 더 클 것이다.

지난 경험을 통해 '이번에도 보름에 한 번 정도 선별진료에 투입되겠지'라고 생각하고 있던 내게 구정연휴 직전에 병원에서 예상못한 지시가 내려왔는데, 그것은 역학조사관 업무를 위해 서울시 파견을 가라는 것이었다.

나와 함께 같은 병원에서 10명의 교수들이 이 일을 위해 원래 하던 일을 줄여야 했고, 파견 업무는 내 예상과 달리 격일로 지속되었다. 그래서 하루는 병원에 출근하여 원래 하던 일인 진료를 하고, 다음날은 서울시청으로 출근하거나 시청에서 지정해주는 서울시 각 구의 보건소로 출근하여 역학조사 업무를 하게 되었다.

- 질병수사관

나 같은 의사에게 역학조사관EIS, Epidemic Intelligence Service이라는 단어는 낯설었지만, 사실 역학조사관 제도는 우리나라에 도입된 지 20년이 넘었다. 역학조사관은 감염병의 원인과 특성을 찾아내 감염병 유행을 차단하는 방법을 밝히는 역학조사를 진행하는 국가·지방 공무원이다.

1999년 7월 공중보건의 대상 질병관리본부 역학조사관 교육과정이 시작되었으며 2015년 감염병예방법 개정 이후, 현행 교육수료 요건을 마련하고 수습역학조사관의 교육이 시작되었다. 역학조사관은 감염병 관련 역학연구를 진행하는 것을 주 업무로 하며, 의사면허증 소지 후 관련분야에서 일정 기간 근무한 경력자를 선발하는 것을 원칙으로 하고 있다.

역학조사는 유행epidemic의 발생과 관련된 정보를 모아 유행 상황(환자 발생장소, 경과, 상황, 연령, 성별, 직업 등)을 조사, 원인을 탐구하여, 재발과 확산을 막는 것을 목적으로 한다. 그리고 '역학조사관'은 역학조사를 통해 전염병의 확산을 막을 방역 대책을 세우는 전문가로서 질병의 원인을 수사하듯 찾아야 해서 다른 이름으로 '질병수사관'이라고 한다.

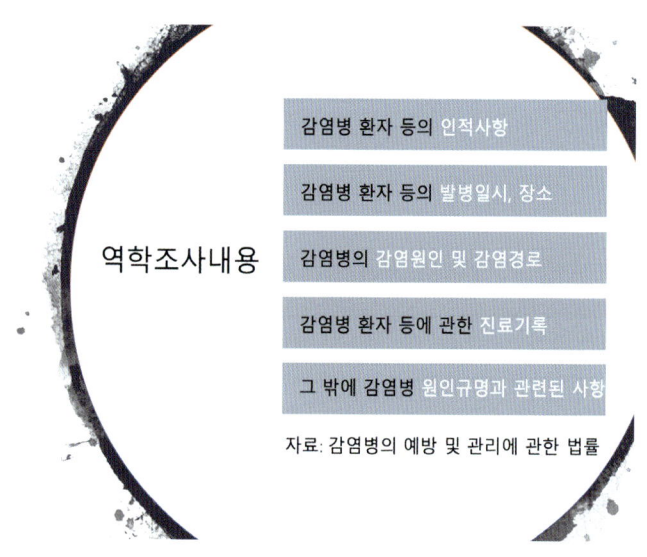

국가적으로 역학조사관 제도를 20년 가까이 운영하고 있었던 한편, 서울시에서는 2012년 '서울특별시 감염병관리사업지원단'을 설치하여 서울시의 감염병 관련 역량을 강화하고 감염 유행 시 전파 차단 목적을 달성하기 위해 노력해오고 있었다.

서울 외에도 부산, 대구, 인천, 경기 등 여러 지역에서 지역별 특성에 맞는 감염병관리 및 신속한 초동대응이 가능하도록 민간전문가로 구성된 시도 감염병관리지원단을 설치·운영하고 있다.

나는 시립병원의 의사로서 서울시 감염병관리사업지원단과 함께 서울시에서 발생하는 감염병의 유행에 대한 대응전략을 마련하고 실무자들에게 자문을 해주며 확진자의 동선을 추적하여 감염원을 찾거나 전파경로를 파악하는 일에 참여하게 된 것이다.

- ## 신상정보 공개문제

2020년 2월 27일 「서울경제신문」 기사 발췌[2]

서울 영등포구 여의도동에 건설 중인 '여의도 파크원(사진)' 현장에서 코로나19 확진자가 나와 공사현장이 폐쇄됐다.

27일 포스코건설에 따르면 '여의도 파크원' 현장에서 근무 중이던 모 직원이 이날 최종 확진 판정돼 현장을 폐쇄 조치했다. 이 직원은 지난 24일부터 발열 증상을 보여 26일 여의도성모병원에서 진료받은 뒤 1차 검사에서 양성으로 결과가 나온 것으로 알려졌다.

이날 2차 검사 결과 양성으로 확진 판정되면서 공사 현장은 폐쇄하고 현장 직원은 자가 격리 상태다. 포스코건설 관계자는 "확진 판정 전 현장 가동을 중단하고 직원들은 자가 격리 조치했다"면서 "당국의 안내에 따라 역학조사와 방역작업에 협조할 것"이라고 말했다.

여의도 파크원은 약 4만 6,465㎡ 부지에 지하 7층~지상 69층·지상 53층 규모의 오피스빌딩 2개동과 8층 규모 쇼핑몰 1개동, 31층 규모 호텔 1개동을 짓는 대형복합시설이다. 63빌딩을 넘어 여의도에서 가장 높은 건물이자 국내에서 세 번째 높은 고층빌딩이다.

2. 「코로나19 확산, '여의도 파크원' 공사 현장도 폐쇄」 이재명 기자. https://www.sedaily.com/NewsVIew/1YZ339TWOJ

역학조사관 업무 초기에 있었던 일이다. 이때까지도 코로나19와 관련된 관심의 초점은 대구·경북지역이었으나, 서울로 유행이 넘어올지 모른다는 생각은 많은 사람들이 하고 있었고 더구나 이 확진자는 2천 명 이상의 현장근로자들과 함께 근무 중이었다는 점에서 서울시 집단감염의 시작일지 모른다는 불안감이 보건소 실무자들 사이에서 돌고 있었다.

매우 다행스럽게도 이 사태로 인한 추가확진자는 많지 않았다. 하지만, 이 일을 겪으면서 느끼게 된 점은 예상치 못한 곳에서 나타났다. 첫 번째 확진자에게 추가로 역학조사를 할 필요가 있어서 전화를 하게 되었는데, 그분이 대단히 화가 나 있었던 것이다.

영등포구에서 구민들을 안심시킬 목적으로 '우리가 여기까지 파악했고 지금 열심히 조치를 하고 있다'는 내용의 문자를 발송했는데, 이 내용에는 첫 번째 확진자의 나이, 거주지, 그리고 행동반경이 자세하게 기술되어 있어 자신의 신상이 노출되었다는 것이다. 여기에 사람들의 호기심과 편견으로 소설 같은 이야기가 덧붙여지면서, 자신을 비도덕적이고 감염위험을 퍼뜨리고 다니는 사람처럼 주변에서 치부하는 것이 너무 괴롭다면서 조사에 더이상 협조하기를 꺼리셨다.

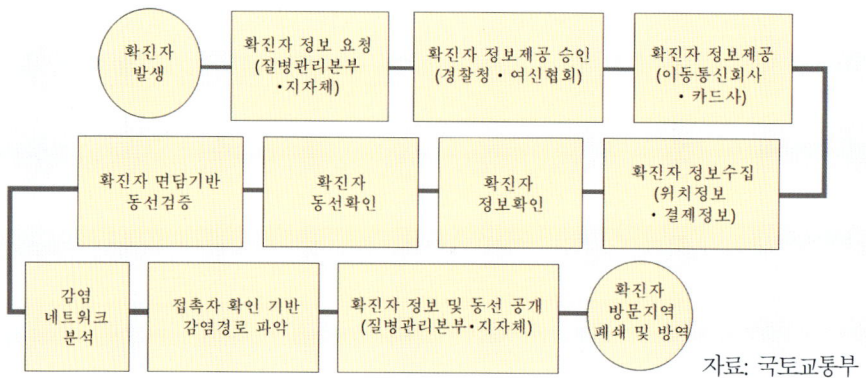

- 확진자 이동동선 시스템으로 10분 이내 분석
- 개인정보 열람 전산기록으로 자동관리
- 시스템 통한 28개 기관 실기간 정보교환

코로나19 역학조사
지원시스템 워크플로우

전혀 예상치 못했던 일이고, 너무 미안해서 나는 전화를 예정보다 훨씬 길게 할 수밖에 없었고 신상 노출 문제에 대해 서울시에 건의하기도 했다.

그래서 3월 14일 중앙방역대책본부는 감염병 환자의 이동경로에 대한 정보공개 가이드라인을 지자체에 배포하기도 했다. 그러나 정보공개의 주체가 단일화되지 않았기 때문에 여전히 각 지역구는 경쟁적으로 자신들이 조사한 내용을 홈페이지를 통해 지나치게 자세하게 공개하여 문제는 지속되었다.

심지어 이즈음에 친구로부터 자기 지인의 아버지가 코로나19로 입원한 것을 자기가 파악했다고 자랑하는 이야기를 들었다. 각 구청별로 홈페이지에서 확진자 현황과 확진자의 동선공개를 업데이트 하고 있었는데, 자기가 훑어보다가 '용산구 자택에서 영등포구 개인회사 사무실을 기사가 운전하는 차량으로 매일 왕복하는 80대 후반 남성'의 최근 동선을 보아하니 자기가 아는 이의 아버지임에 분명하다는 것이었다.

이 시기가 한창 본인의 감염 여부를 인지하지 못한 채 일상을 영위한 사람을 비난하던 때였음을 감안하면 공익을 위한다는 미명 하에 행해지는 정보공개가 당사자에게는 얼마나 큰 고통이 될지 심각하게 생각해보았어야 했을 것으로 난 생각한다.

- **정보왜곡문제**

2020년 2월 25일 「헬스조선」 기사발췌[3]

서울의 대표적 초대형교회인 명성교회의 부목사가 코로나19 확진판정을 받았다. 서울 강동구청은 명성교회 부목사와 그의 처조카가 25일 오전 강동구 보건소에서 코로나19 양성판정을 받았다고 밝혔다.

명성교회 부목사와 교인 5명은 지난 14일 코로나19 사망자가 다수 발생한 '슈퍼전파지' 청도 대남병원 장례식장에 방문한 적이 있다. 이들과 가족 등 9명은 21일 검사를 받았고 이날 오전 2명이 확진됐다.

나머지 7명은 자가 격리 중이다. 청도 대남병원 장례식장을 방문했던 이들 중 일부는 이후 열린 16일 오전 7시 명성교회 1부 예배에 참석했던 것으로 알려졌다. 이 교회는 등록 교인 수만 10만 명에 달한다. 명성교회에선 23일에도 주일예배가 진행됐다.

강동구청은 "명성 교회 측과 긴밀한 협조체계를 유지하며 적극 협력하겠다"며 "명성교회측은 9명의 신도 명단 외 밀접접촉자를 확인하고 빠른 시간 내 공개하기로 약속했다"고 밝혔다. 명성교회를 포함한 주변지역에는 방역이 실시됐고, 범위를 넓혀 추가 방역할 계획이다.

---

3   「서울 강동구 초대형 명성교회, 부목사 등 코로나19 확진」 이주연 기자. http://health.chosun.com/site/data/html_dir/2020/02/25/2020022502440.html

교회 측 역시 관련 시설인 교육관과 모임관 등에 대한 자체 방역을 하기로 했다. 강동구청은 "지역사회 감염을 최대한 차단하기 위해 명성교회 교인들이 주로 활동하는 장소에 대한 전수조사를 실시하고, 필요시 폐쇄 조치까지 추진하겠다"고 전했다.

집단감염에 대한 긴장감으로 일을 시작했던 시기였다. 초기에 교회의 행태에 비판을 하는 사람이 많았고, 이에 교회 측도 언론의 취재에 대해 다소 신경질적으로 반응하던 때였다.

이때 기억나는 것은 두 가지이다. 하나는 '우리가 혹시 교회에 갔을 때 언론취재 온 사람들과 같은 취급을 받으면 어떻게 하나?' 라는 걱정을 해소하기 위해 보건소 측에서 해당 교회 신자인 구 소속의 공무원을 한 분 섭외하여 미리 기름칠(?)을 해 둔 덕분에 조용히 원하는 조사를 현지에서 수행할 수 있었다는 것이었다.

다른 하나는 역학조사가 활성화되기 전이어서 해당 구 보건소에서 회의실을 급조하느라 지하 소강당을 이용하게 되었는데 때가 겨울 끝자락이라 너무 춥고 특히 발이 시려워 틈만 나면 '현장으로 나가자'는 생각을 했던 것이었다.

- ### 폐쇄회로티비 속 2m

코로나19 유행 초기에는 비말감염은 2m 거리 밖에서는 비교적 안전하다고 알려져 있었고, 이 교회는 정기적으로 교인들을 가득 채운 상태에서 예배를 진행하였기 때문에 우리는 폐쇄회로티비 영상을 통해 확진자를 지목하고 확진자와 2m 거리 이내에 있었던 사람들을 특정해야만 했다.

그러나 화면상으로 2m 거리를 짐작하는 것은 쉽지 않았기 때문에, 역학조사에 투입된 인력들은 실제 예배가 이루어지는 장소에 가서 한 명이 자리에 앉고 그를 기준으로 줄자를 늘어뜨려서 2m 거리를 측정해보았다.

'같은 줄은 양쪽 두 자리까지, 다른 줄은 앞뒤 줄까지' 그 결과를 2m로 합의하고 역학조사를 해나갔다. 지금 생각해보면 마치 초등학생이 과학 시간에 실험을 하는 듯한 방식임에도 불구하고, 그 당시에는 아주 진지하게 한 사람이 의견을 내면 그렇게 하자고 따르던 때였다.

• 믿고 싶은 것만 믿는 사람들

격일로 직장과 집에서 비교적 거리가 먼 강동구로 출퇴근을 하면서, 여러 사람들을 인터뷰했는데, 특히 뉴스를 통해 알려진 것과 크게 다른 점은, 확진자인 부목사님의 동선이 매우 규칙적이고 생각했던 것과 달리 사람들을 거의 만나지 않았다는 점이었다.

마치 교인들을 매일 엄청나게 만나서 바이러스를 전파하는 데 기여한 것처럼 언론과 SNS에서 포장해서 소문이 나 있었지만, 이분은 교회 가까운 곳에 살면서 새벽 예배 보고 집에 와서 식사하고, 교회 출근해서 하루종일 성경책을 보다가, 집에 와서 점심 식사하고 다시 오후에도 방에만 있다가 저녁 예배 보고 퇴근하는 지극히 절제된 일상을 가진 분으로, 흔히들 생각하는 교인의 일상과 큰 차이가 있었다.

단지 직업상 방문한 장소가 코로나19 바이러스 유행지였다는 이유로, '쓸데없이 바이러스를 옮아와서 여기저기 퍼뜨린' 사람으로 매도되고 있었다는 점, 그리고 이것 때문에 이분은 우리의 역학조사 관련 연락을 받지 않게 되었다는 점에서 초창기에도 정보의 왜곡이 문제가 되고 있다는 생각을 했다.

- 「감염병 보도준칙」[4]

확진자에 대한 허위정보의 확산, 자극적인 문구 선택으로 인한 대중의 혼란과 불안이 가중되면서 2020년 4월 28일, 한국기자협회・방송기자연합회・한국과학기자협회에서 「감염병 보도준칙」을 제정하기에 이르렀다.

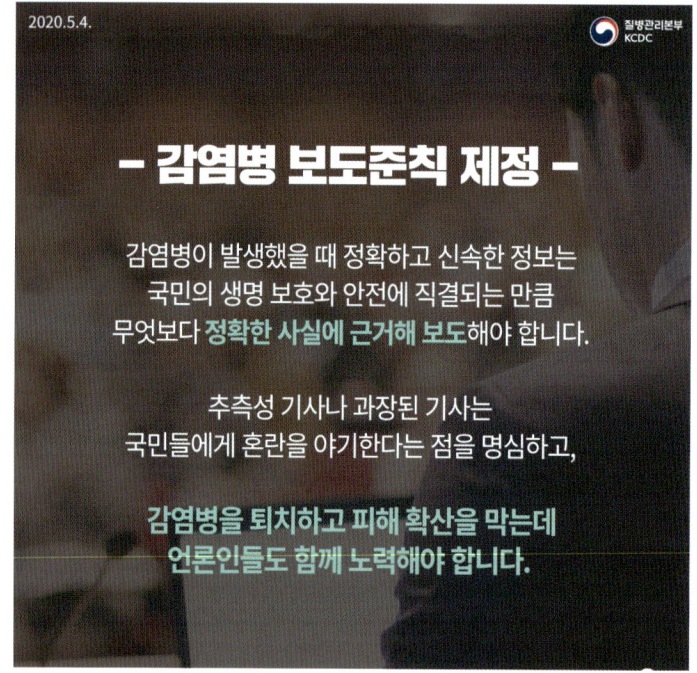

질병관리본부에서 카드뉴스를 만들어 「감염병 보도준칙」을 쉽게 설명하고 있다.[5]

---

[4] 한국기자협회, 「감염병 보도준칙」 http://www.journalist.or.kr/news/section4.html?p_num=17
[5] 질병관리본부, 홍보자료>카드뉴스 「감염병 보도준칙」 https://www.cdc.go.kr/gallery.es?mid=a20503010000&bid=0002&list_no=144682&act=view

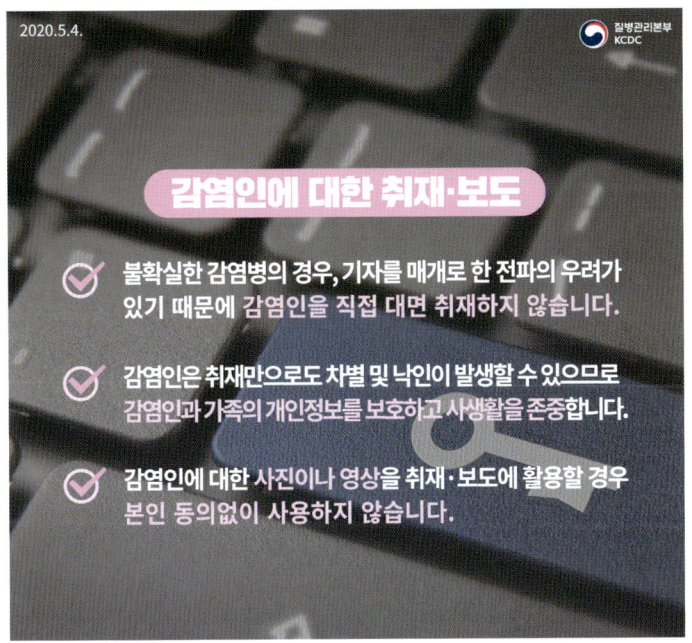

「감염병 보도준칙」에 명시된 감염인에 대한 취재·보도지침

자극적인 뉴스일수록 대중은 빠르게 소비한다. 이러한 뉴스는 대중으로 하여금 공포심을 갖게끔 만든다. 그 결과 실제 감염 확률이 있는 사람들이 검사를 회피한다. 계속해서 실제 감염 확률이 있는 사람들이 숨을 경우 집단에 더 큰 피해를 유발할 위험이 있다. 이런 맥락에서 「감염병 보도준칙」은 왜곡된 정보가 속수무책으로 전파되는 것을 미연에 방지하고 보다 큰 틀에서 사회적 혼란을 진정시키기 위한 목적으로 만들어졌다.

• 아찔했던 집단감염

2020년 3월 13일 「헬스포커스」 기사발췌[6]

서울시 구로구 소재 콜센터 관련, 지난 8일부터 현재까지 동일 건물 직원 82명(서울 53명, 인천 15명, 경기 14명), 접촉자 27명(서울 21명, 인천 2명, 경기 4명) 등 109명의 확진환자가 발생했으며, 감염경로 및 접촉자에 대한 역학조사가 진행 중이다.

12일까지 확인된 11층 콜센터 확진환자 80명 외에 9층 콜센터 직원 1명과 10층에 근무하는 타회사 직원 1명이 확진돼 감염 경로 및 접촉자에 대한 조사가 진행 중이다. 13~18층에 위치한 오피스텔 입주민에 대한 검사를 진행했고, 현재까지 186명을 검사한 결과 모두 음성이었다.

유명한 사건이다. 사실 역학조사관이 가장 본연의 업무를 수행했던 때이기도 하다. 대구에서는 특정종교가 감염 전파의 원인으로 비난을 받고 있을 때였으니까, 서울에서도 이 종교를 가진 사람들이 혹시 문제를 일으키지 않을까 하는 우려를 가진 사람들이 많았다.

서울은 그때까지 확진자가 폭증하기 전이었지만, 학교를 비롯한 사람들이 많이 모여 있는 곳에서 '한방' 터지면 속절없이 당하겠구나 하는 생각을 갖고 있던 때에 구로콜

---

[6] 「구로 콜센터 코로나 109명 확진」 최미라 기자. http://www.healthfocus.co.kr/news/articleView.html?idxno=93874

센터 사건이 터지게 되었다. 이때는 주말에도 계속 출근해서 밤까지 일을 해야 했다.

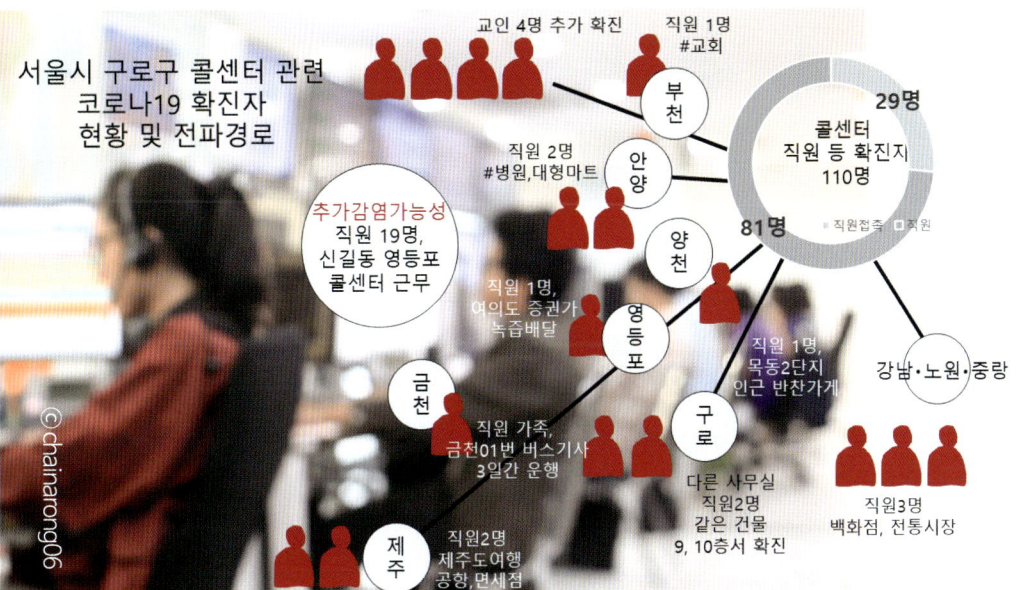

왜냐하면 기존에는 확진자가 나오고 접촉자를 조사하는 과정에서 같은 회사나 거주지 공간을 공유하는 사람들을 찾아서 추가 조사하면 되었으므로 1~2개 구에서 조사가 완료될 수 있는데, 이번 일은 콜센터 1개 층에 근무하는 사람들 중에서 수십 명이 동시에 감염되었고 이들의 주소지가 서울 시내 각 구뿐 아니라 경기, 인천까지 확장되었으며, 확진자들의 가족들까지 파악을 하기 위해서는 정말 보통 이상의 인력이 동원되어야 했었기 때문이다.

매일매일 아침 10시에 모여서 회의를 하고 전날까지 파악한 내용을 바탕으로 확진자들의 관계도를 그리고 오늘 파악해야 할 사람들의 동선 계획을 짜고 각자 흩어졌다가 저녁에 모여서 다시 새로 알게 된 사실을 그림으로 그리고….

이 일을 반복하면서 그림은 거미줄처럼 계속 펼쳐나가지는데 도대체 일은 수습이 되는지 잘 모르겠고, 그 와중에 인근 지역의 다른 콜센터에서도 또 집단감염이 생기고, 총체적 난국이었던 시기였다.

이 일은 파장이 매우 커서, 서울특별시장이 직접 구로구 보건소를 방문하여 진행상황을 보고받는 시간도 마련하였다. 함께 근무하던 동료가 직접 서울시장과 대면하여 보고를 하고 난 뒷줄에 배석해서 이야기를 듣고만 있었는데 잘못한 게 없는데도 괜히 긴장이 되었다. 차후 이 일을 수습한 과정은 논문[7]으로 작성되어 유명한 외국 학술지에 실리게 된다.

다음 그림은 그 논문에 삽입된 그림이다. 건물의 한 층에 200명 이상이 일을 하고 있고 그들이 매우 좁은 간격으로 모여 앉아있는 형태임을 알 수 있다.

---

[7] 『Coronavirus Disease Outbreak in Call Center, South Korea』 *Emerging Infectious Diseases*, Volume 26, Number 8—August 2020. DOI: 10.3201/eid2608.201274 (Volume 26, Number 8 ″August 2020)

내 입장에서 '콜센터'라는 곳을 직접 방문한 것은 두 번째였는데, 처음 콜센터를 방문했던 것은 2년 전 코로나19와 무관하던 시절이었다. 그때에는 연구를 의뢰하기 위해 서울의 한 리서치센터 전화 상담 현장을 찾았었다.

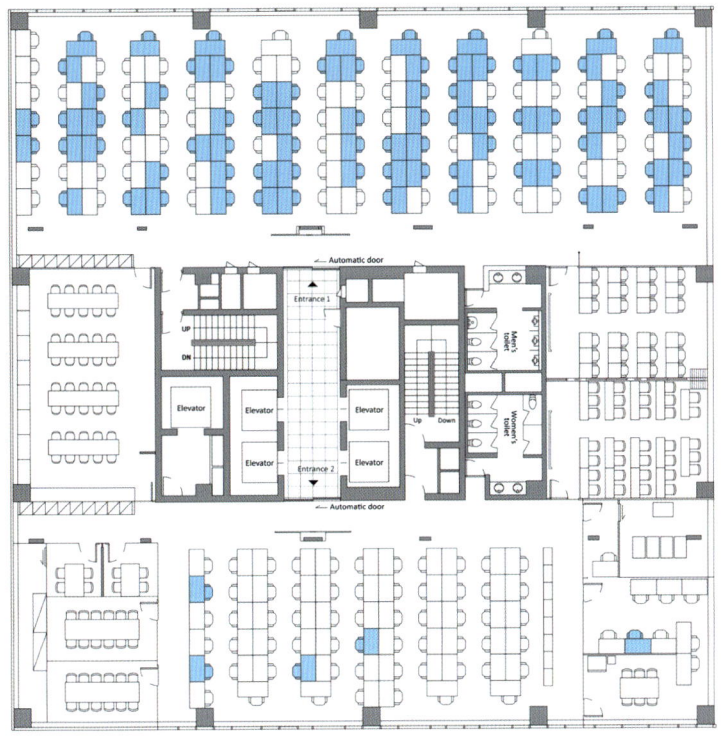

논문에 수록된 구로콜센터의 11층 자리 배치도

이번 일로 방문했을 때는 콜센터가 폐쇄되어 사람들이 아무도 없는 빈 장소를 방문한 것이었지만, 이 장소에 근무하는 사람들은 대부분 서로 친분이 없고 혹 친분이 있어도 사적인 대화를 하기가 어려운 근무여건임을 경험을 통해 알고 있었다.

그런데 도대체 어떻게 바이러스가 이 틈을 비집고 한 층에서만 70여명에게 전파될 수 있었을까? 그리고 엘리베이터를 통해 교류가 있었을텐데도 위아래 층으로는 감염자가 거의 나오지 않았던 이유는 무엇일까?

당시에 우리가 얻은 정보에 의하면, 이 건물은 공조 공기조화; 공기의 온도, 습도, 청정도 및 기류 속도를 공기조화를 필요로 하는 공간의 요구에 일치하도록 처리하는 공조시스템이 작동하지 않았고, 그래서 층간 확산 가능성은 거의 없었을 것이며 승강기나 로비와 같은 공간에서 짧은 시간 접촉하는 것으로 감염될 가능성도 낮은 것으로 결론지었다.

좁은 공간에서 오랜 시간 공기를 공유하면 전염될 위험이 높은 것으로 생각할 수밖에 없고, 이런 환경에서 근무하는 사람들이 얼마나 많을지 상상하는 것만으로도 역학조사 업무가 앞으로 어떻게 될지 추정이 되면서 현기증이 났었던 기억이다.

• 모범적이었던 어느 병원

2020년 4월 1일 「메디컬옵저버」 기사 발췌[8]

코로나19로 양성판정 받은 9세 환아가 서울아산병원 1인실에서 입원 치료를 받아 병원측에서 지난달 31일부터 소아응급실 등을 폐쇄한다고 밝혔다. 폐쇄기간은 아직 정해지지 않은 것으로 알려졌다. 현재 관련 관계자들은 역학조사를 진행 중이다.

서울아산병원 관계자는 "서울아산병원 어린이병원에 입원 중이던 환아(9세, 女)가 지난달 31일 오후 4시경 확진판정을 받으면서, 서울시 코로나19 현장대응팀과 송파구 보건소 등과 협력해 방역 및 감염병 차단에 최선을 다하고 있다"고 밝혔다.

환아는 지난 25일 의정부성모병원을 방문했으며 26일 서울아산병원 소아응급실에서 치료받았다. 이어 서울아산병원 혈관조영실, 응급자기공명영상과 신관 13층의 136병동, 45병상을 방문해 장소들은 폐쇄된 상태다.

해당 환아는 입원 중 발열, 호흡기증상 및 폐렴 소견은 없었으나, 3월 31일 오전에 의정부성모병원이 역학적 고위험의료기관으로 분류되자마자 서울아산병원은 선제적인 입원환자 관리 차원에서 코로나19 검사를 시행해 양성을 확인했다. 양성 확인 후 송파구 보건소에 즉시 신고하고 현재 합동 역학조사를 실시하고 있는 것으로 알려졌다.

---

[8] 「서울아산병원, 코로나19 확진자 발생…소아응급실 등 부분 폐쇄」 주윤지 기자. http://www.monews.co.kr/news/articleView.html?idxno=209570

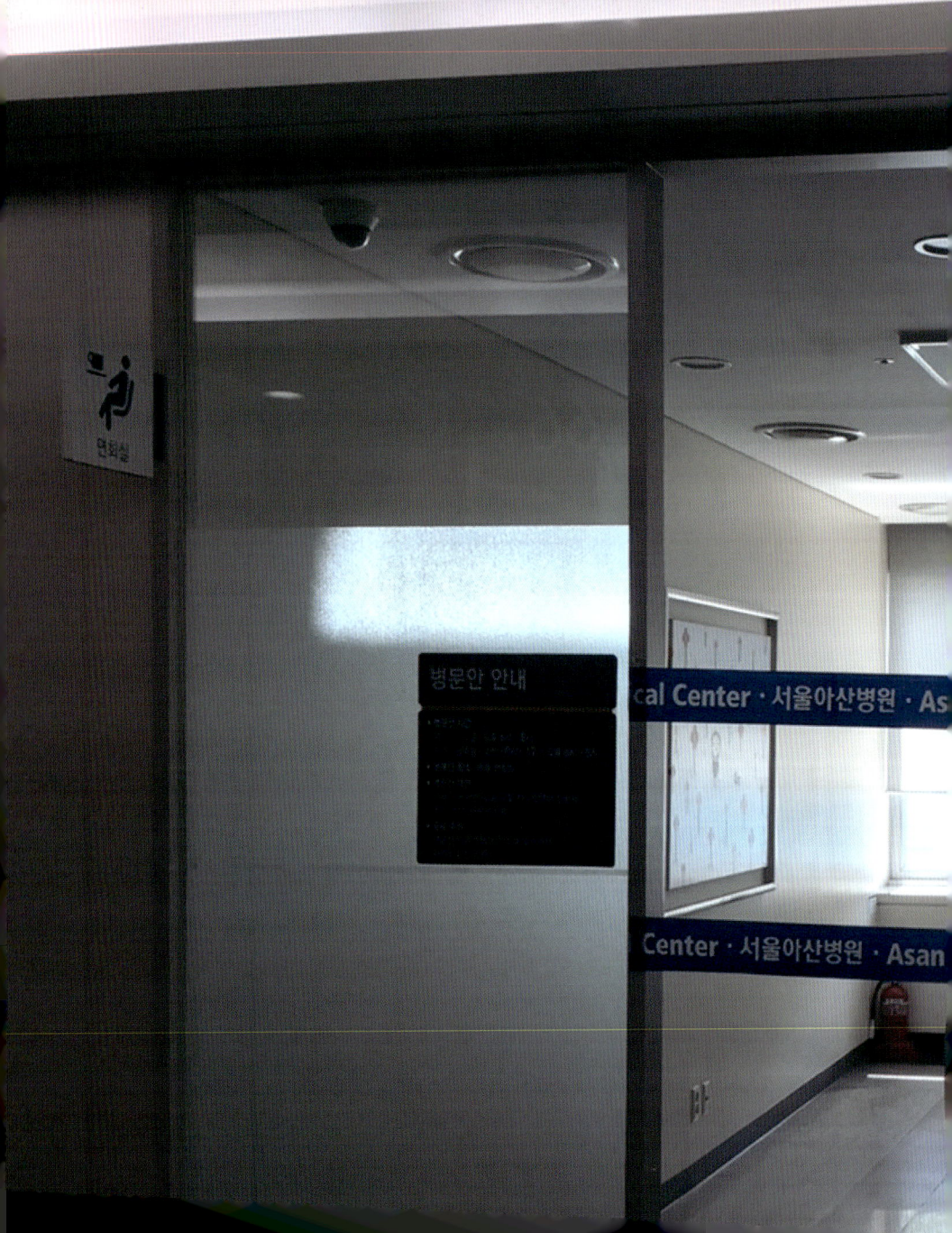

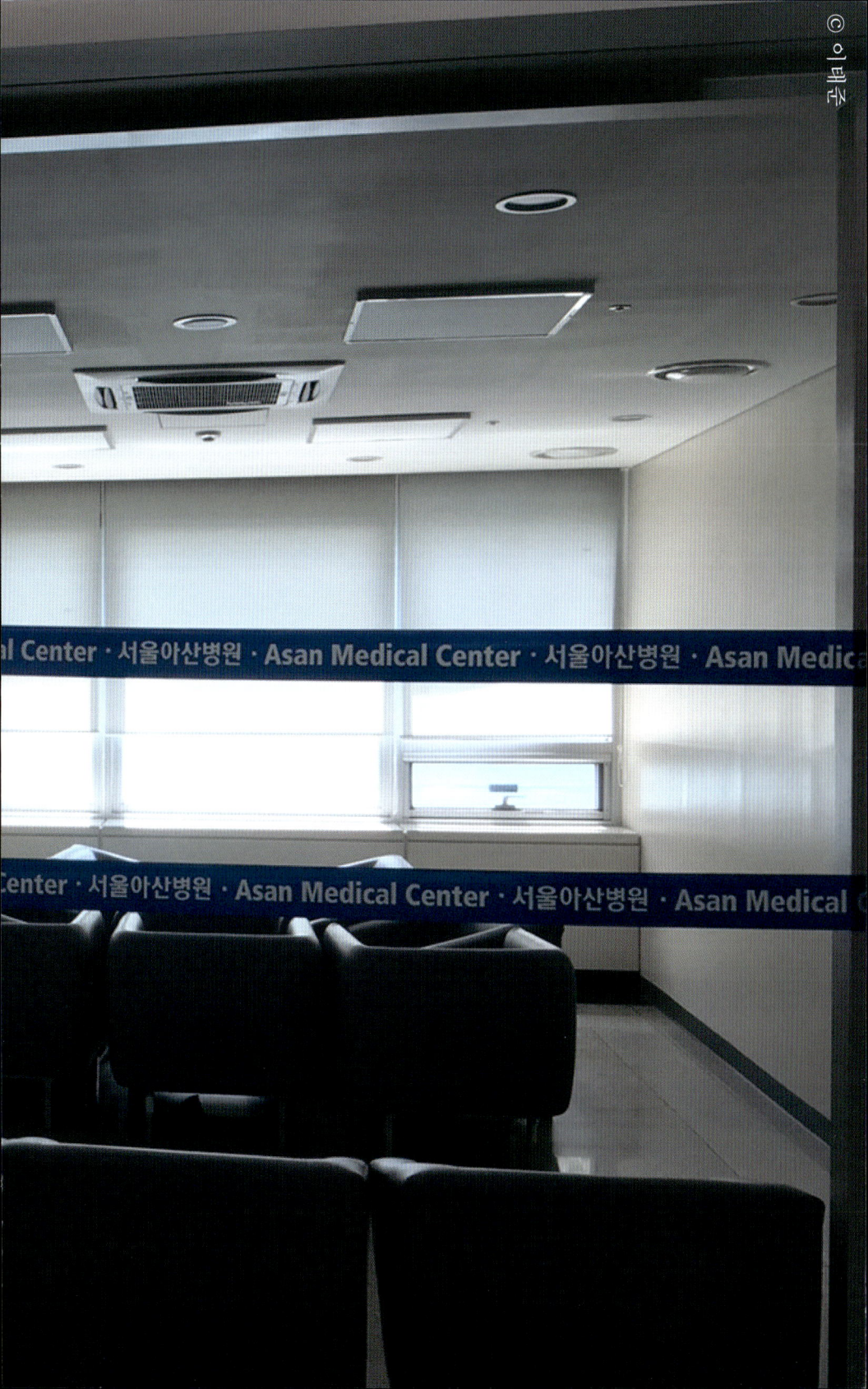

앞에서 있었던 경우와 다른 점이라면, 우리나라 최대의 상급종합병원에서 발생한 감염이었다는 점이다.

많은 사람들이 2015년 메르스사태 때 슈퍼전파자에 의해 원내 2차 감염으로 삼성의료원이 타격 입었던 것을 기억하고 있고, 당시와 같은 일이 재현되는 것이 아닐까 하는 두려움으로 첫 번째 확진자를 확인한 당일 오후에 바로 상황실이 꾸려졌다.

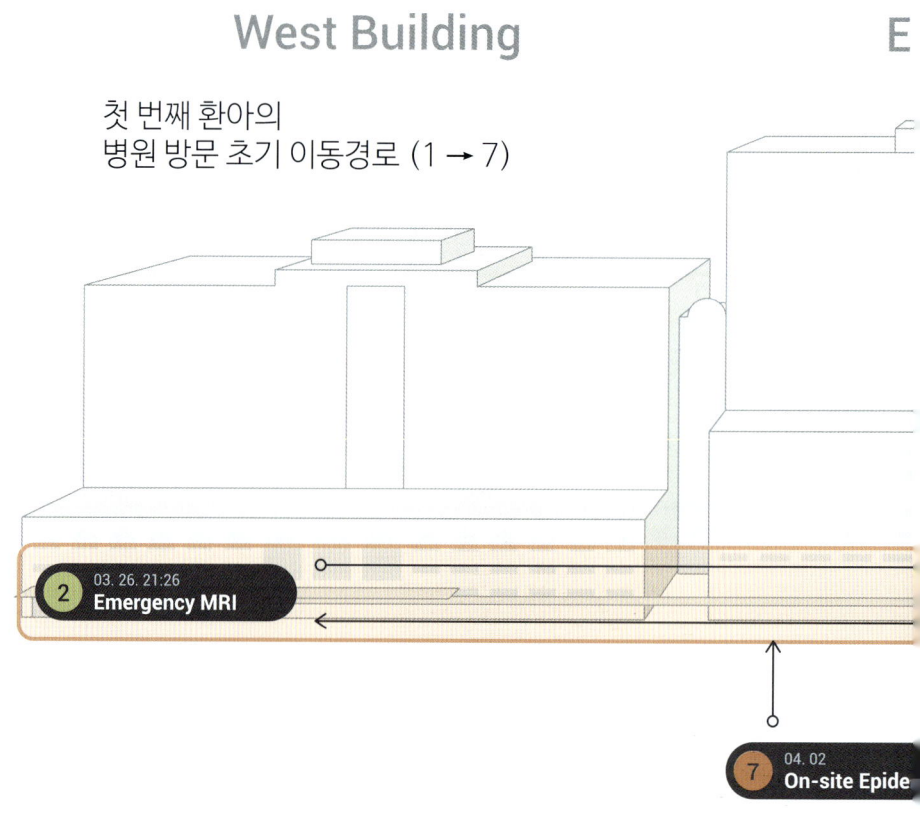

콜센터 사건이 조금 안정세로 접어들고 있던 구로구보건소 근처에서 점심식사를 하고 있을 때 호출을 받고 나도 송파구로 바로 이동을 하였던 기억이 난다.

우리가 제일 먼저 한 일은 첫 번째 확진자였던 여자아이가 처음 병원에 온 날부터 확진판정을 받은 날짜 사이의 동선 파악이었다. 해당 동선에서 만약 접촉한 사람이 발견되면 격리 및 검사를 시행해야 하고, 감염 가능성이 높은 장소는 폐쇄 및 방역을 시행해야 하기 때문이다.

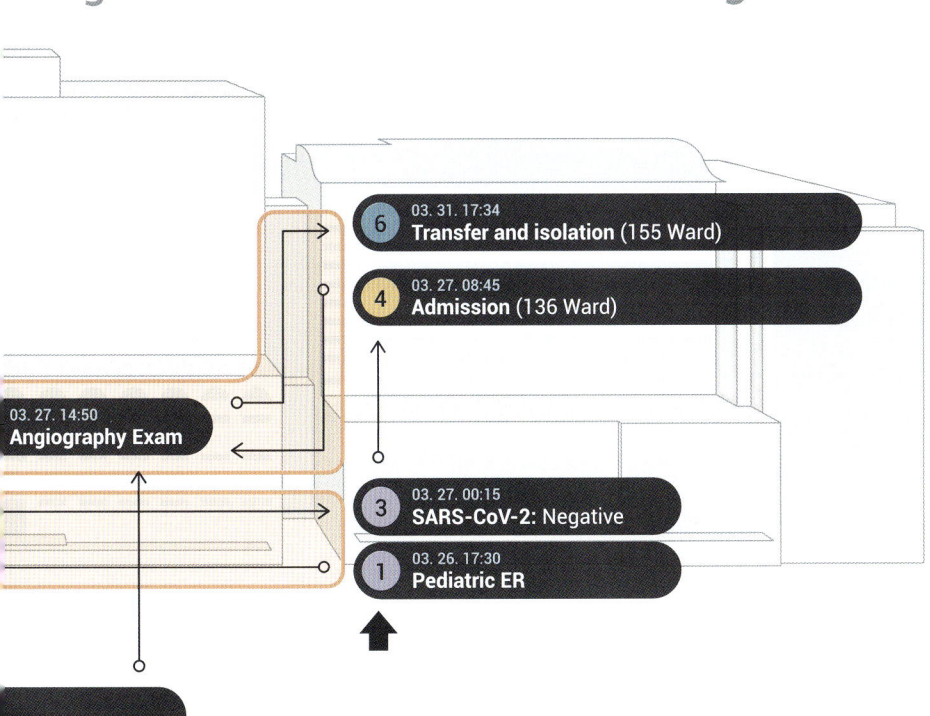

investigation for labs (angiography and Emergency MRI labs) was conducted; patients, ntacts were verified to wear PPE through CCTV. Facility disinfection and quarantine were or a week, and resumed operations thereafter.

[9] 병원은 매우 협조적으로 폐쇄회로티비 영상을 통해 환아의 이동경로를 함께 확인할 수 있도록 해주었다. 다행히 아이의 동선에서 마스크를 착용하지 않고 접촉한 사람이 없었기 때문에, 우리는 담당자들과 논의하여 환아가 입원중인 소아병동을 제외한 나머지 구역 업무를 재개하는 것에 합의하였다.

2020년 4월 2일 서울아산병원 홈페이지 공지사항

---

9 서울아산병원, 홈페이지> 소식/공지 http://www.amc.seoul.kr/asan/information/notice/noticeDetail.do?pageIndex=2&noticeId=12091&fileId=&videoId=&searchCondition=tc&searchKeyword=

서울아산병원 소아전문응급센터

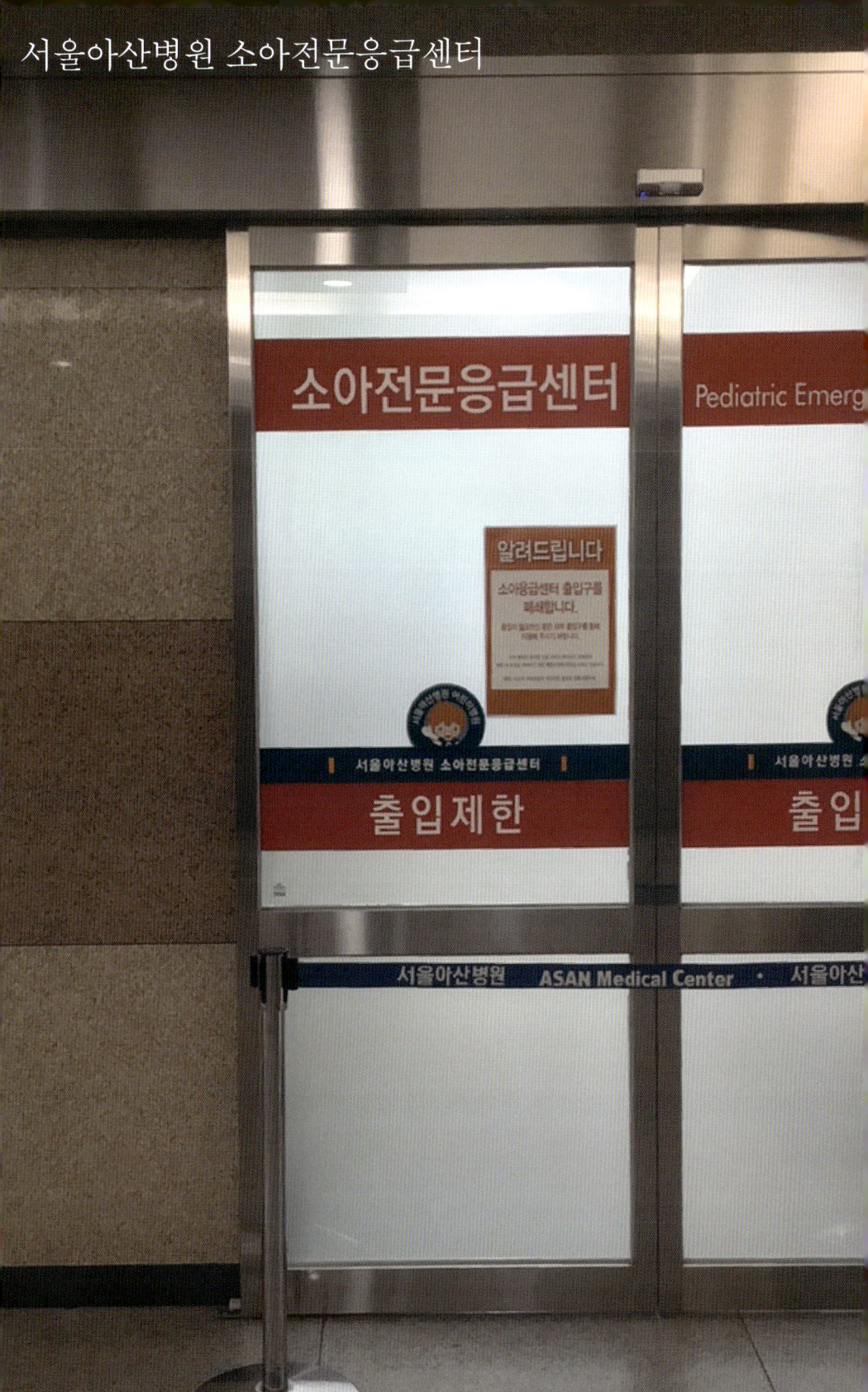

이 날 밤에 있었던 일은 아마 나에게는 꽤 오랫동안 기억에 남을 것 같다. 첫날의 일을 마무리하고 철수하려고 하는데, 밤 9시 15분경 상황실로 감염내과 선생님이 와서 난감한 표정으로 이야기를 해주었다.

환아가 마스크를 쓰지 않은 상태에서 역시 마스크를 쓰지 않은 환자와 1분 이내의 시간 동안 나란히 누워있는 폐쇄회로티비 영상을 찾았다고 했다. 서로 대화도 없었고 두 사람 모두 반듯하게 누워서 천장만 쳐다보고 있었지만 가까운 거리에 나란히 카트가 닿아있었다는 것이다.

"그럼 그분 찾아서 검사하고 격리하시죠."
라고 말했더니 감염내과 선생님의 얼굴에 더욱더 진한 난감함이 스쳤다.

"저…, 그분이 오늘 오전에 사망하셨어요. 그런데 가족들이 다른 곳에서 장례를 치른다고 하셔서 시신이 지금 병원에 없습니다."

순간, 우리의 퇴근은 모두 보류되었다.

• 죽은 자의 검사

사망 확인 후 시신이 병원을 떠난 지 4시간 정도 지났다는 말에, 장례식장까지 가서 검체를 채취해서 확인을 해야 유족들의 감염위험을 낮출 수 있다는 의견과, 이미 사망한지 여러 시간이 경과했기 때문에 몸속에 있는 바이러스도 함께 사라졌을 것이라는 의견이 대립되는 상황이었다.

그러나 이런 일은 전례가 없고 어느 누구도 사망 4시간 후 시신에서 코로나19 바이러스가 완전히 사라졌을 것이라는 확신을 할 수는 없었으므로, 결국 다른 병원의 장례식장으로 옮겨진 시신에서 바이러스 검체를 채취하자는 것으로 의견이 모아졌다.

오늘 밤은 일찍 자는 것을 포기해야겠구나 하는 마음으로 감염내과 선생님 한 분과 택시를 타고 장례식장으로 이동을 하였다. 마침 다음 날 아침부터 조문객을 맞기 위해 장례식장에는 상주들만 있었고 해당 지역구의 보건소장이 나와 있었다.

나는 소속을 밝히고, 유족들과 보건소장에게 일이 번거롭게 된 점을 유감스럽게 생각한다는 말과 함께 다음을 덧붙였다.

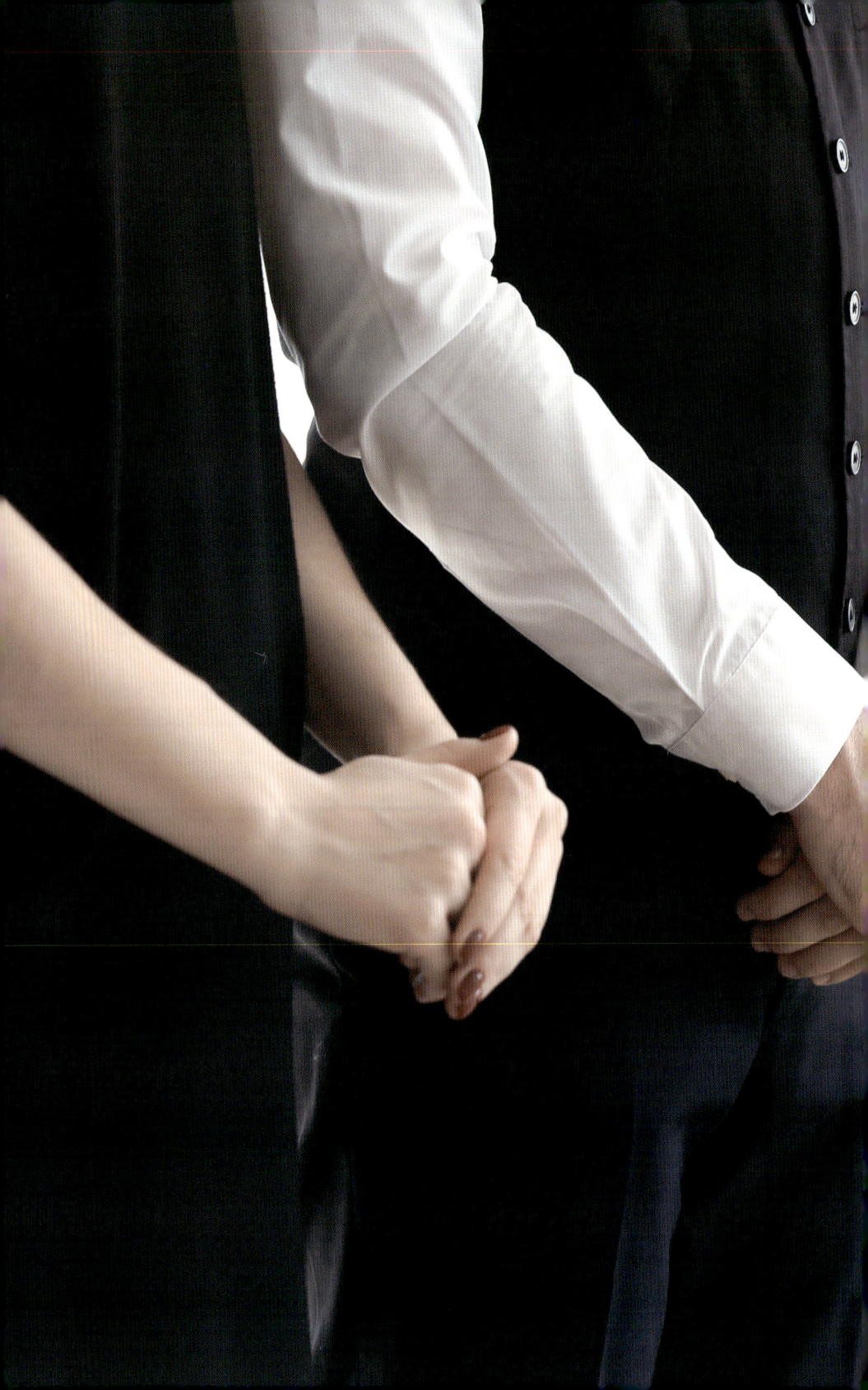

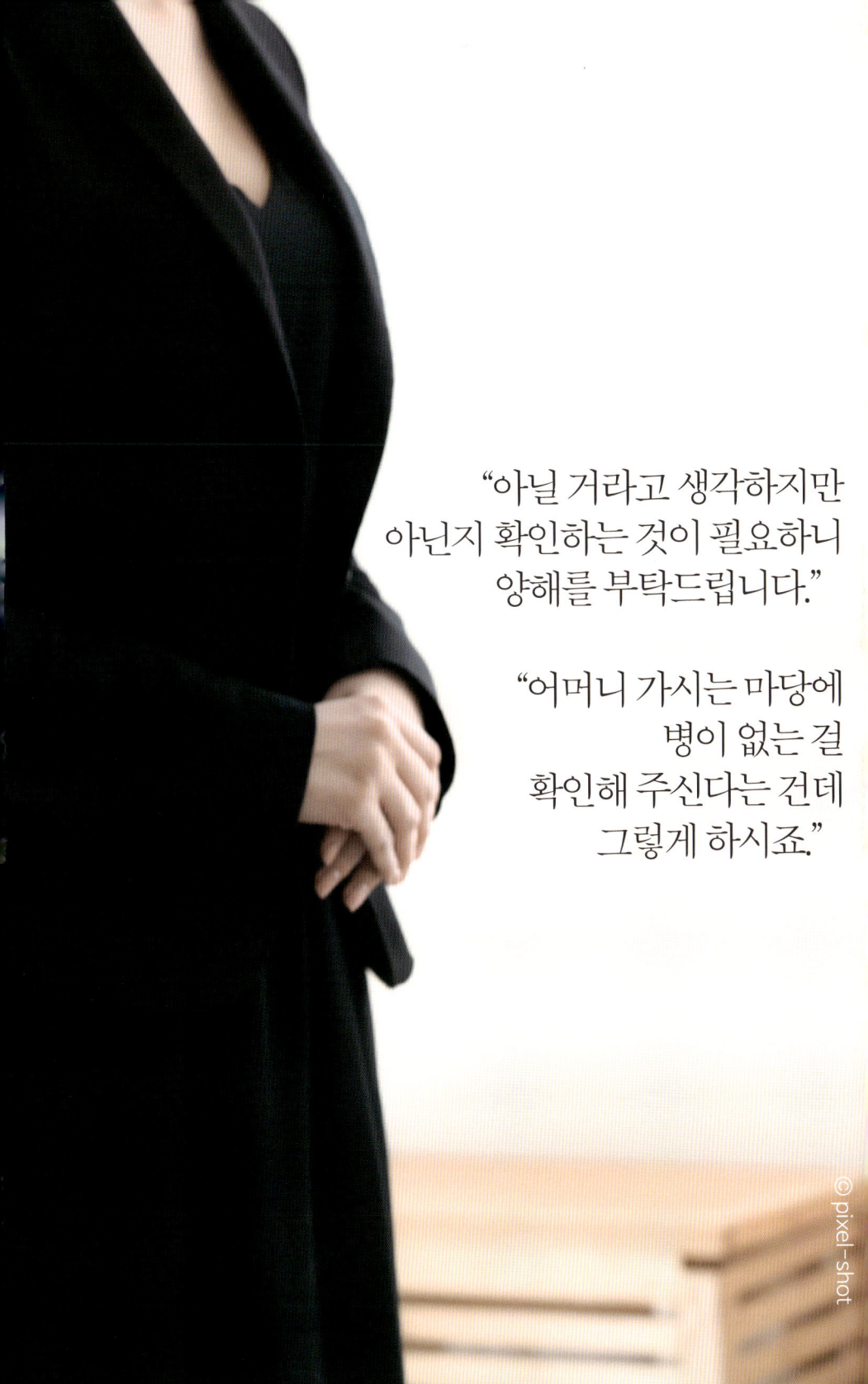

"아닐 거라고 생각하지만
아닌지 확인하는 것이 필요하니
양해를 부탁드립니다."

"어머니 가시는 마당에
병이 없는 걸
확인해 주신다는 건데
그렇게 하시죠."

얼마 후 감염내과 선생님이
시신에서 검체를 채취하여
함께 상황실로 돌아왔다.

천만다행으로
검체는 음성으로 새벽에 확인되었다.

검체 채취를 흔쾌히 허락해준 유족 분과
한밤중에 장례식장까지 나와주신
보건소장님께 지금도 다시 한번
감사를 드리고 싶다.

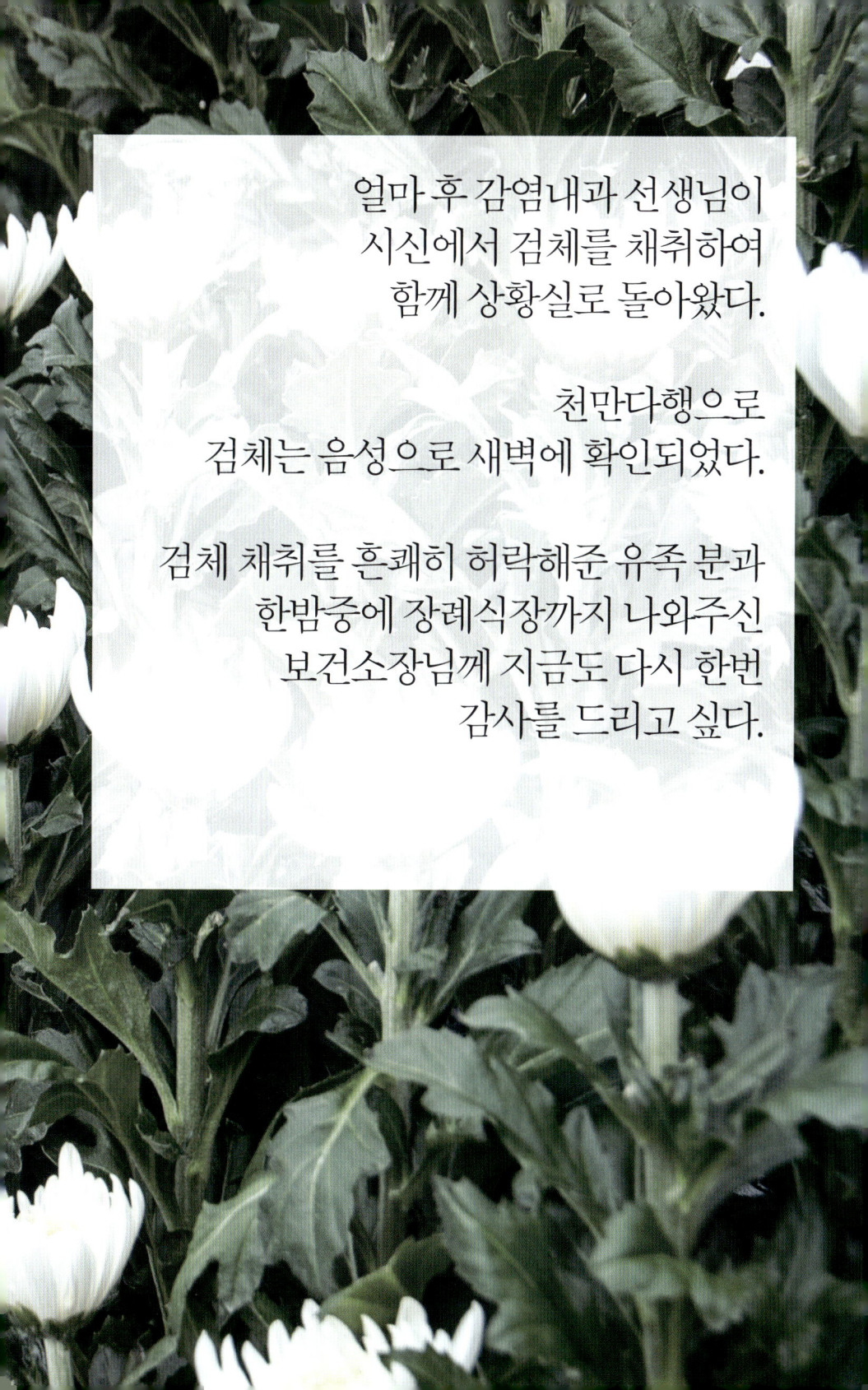

다행히 아산병원 사태는 한 명의 추가확진자를 발견하고 조용히 마무리되었는데, 이 부분이 매우 다행인 점은 단순히 우리가 더 일을 하지 않고 끝났다는 데에 있는 것이 아니었다.

만약 우리나라 최대의 상급종합병원에서 원내감염으로 인해 진료가 중단된다면 병원이 안전해질 때까지 이 병원에서 시행 예정인 수술과 처치들, 그리고 방문 예정인 외래 환자들을 다른 상급종합병원으로 보낼 수밖에 없을 것이다.

그렇게 되면 국내 상급종합병원들은 차례로 업무과중에 시달릴 것이며 아마 이것은 상당한 연쇄반응으로 나타날 가능성이 있었기 때문이다.

- **신뢰, 협조, 책임분담**

"아산 때는 말이야…"

운이 좋았다는 것으로 설명할 수도 있지만, 우리는 아산병원에서의 3주간을 '관련된 사람들의 신뢰, 협조, 책임분담'의 과정으로 평가하였다.

병원은 감염관리하는 인력들을 전담으로 두고 해야 할 일을 정리하고, 지역구 보건소는 병원 관련 행정업무를 지원해 주면서 지역주민의 추가확진을 감시하고, 질병관리본부와 서울시는 상위기관으로서 인력을 파견하여 확진자와 관련된 추가 검사의 범위를 검토하고 새로운 단서가 나올 때마다 함께 경중을 가리는 데 참여하였다.

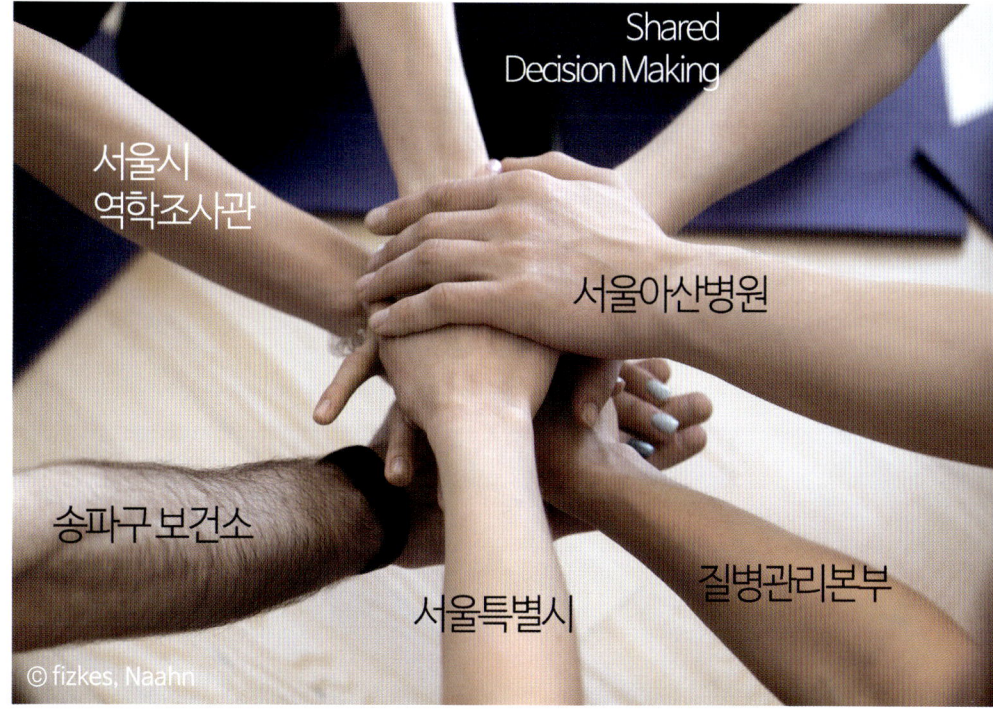

위기대응상황실: shared decision making의 또다른예[10]

[10] 『Letter to the Editor: Risk Communication, Shared Responsibility, and Mutual Trust Are Matters: Real Lessons from Closure of Eunpyeong St. Mary's Hospital Due to Coronavirus Disease 2019 in Korea』 *Journal of Korean Med Sci.* 2020 Apr;35:e159. doi: https://doi.org/10.3346/jkms.2020.35.e160

이를 통해 수백 명의 병원 인력들과 다른 환자와 보호자들을 보호하고 확진자들만 격리하여 치료 후 지역사회 복귀를 도울 수 있었다. 이전에도 이후로도 종합병원에서의 모범적인 감염관리 사례를 찾기 어려우며, 그래서 우리는 이 부분을 꽤 한참 반복하여 이야기했다.

이후 다른 병원에서 감염이 생겼을 때 조치가 미흡하거나 역학조사관의 협조요청에 소극적 혹은 적대적인 경우에 "아산 때는 말이야…" 라고 추억하기 위해 써먹기도 했다.

• 인포데믹스

인포데믹스는 정보를 뜻하는 인포메이션(Information)과 전염병을 뜻하는 에피데믹스(Epidemics)의 합성어로, '잘못된 정보나 루머들이 IT기기나 미디어를 통해 빠르게 확산하여 사회, 정치, 경제, 안보 등에 치명적인 위기를 초래하는 것'이다.

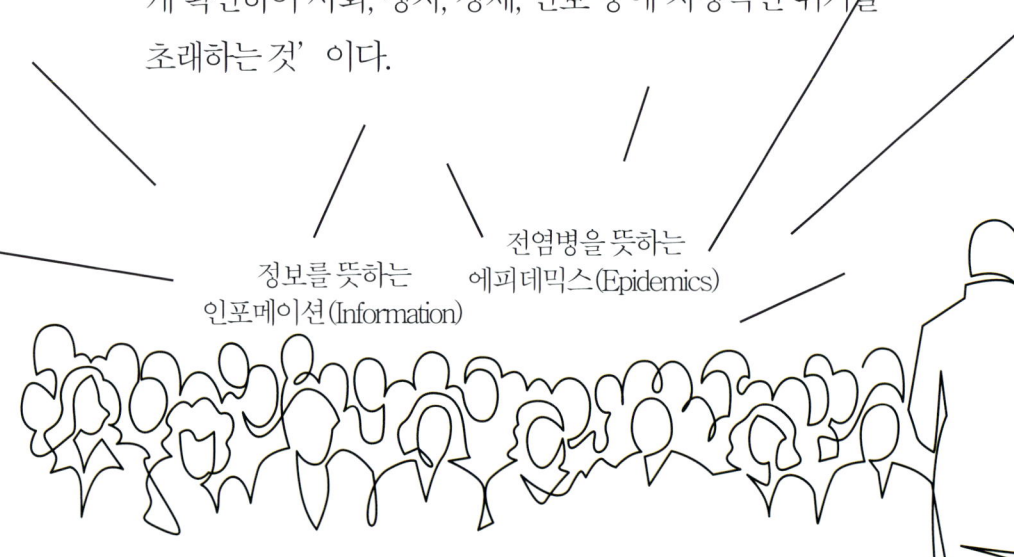

실제 코로나19라는 정체불명의 바이러스에 의해 전 세계가 공격당하는 현실에서 공포심으로 인해 여러 가지 오해가 생길 수 있고, 이러한 오해는 분노로 변해서 누군가를 탓하는 마녀사냥으로 발전하거나 전혀 도움이 되지 않는 행동을 하도록 유발할 수 있다.

이미 우리는 이런 일들을 멀게는 페스트와 같은 병과 관련된 역사 기록에서도 볼 수 있고, 최근에는 메르스 감염 때도 경험한 바 있다. 감염자가 누군지 특정해서 '중동에서 낙타고기를 먹고 와서 옮겼다더라' 같은 확실치 않은 정보로 다른 사람들을 혼란에 빠뜨리는 예를 말하는 것이다.

메르스 이후 5년이 지났지만 이런 분위기는 달라지지 않은 것 같다. 특히 우리나라는 높은 초고속 인터넷과 스마트폰 보급률을 자랑하는데, 정보들 절반가량은 사실 여부와 상관없이 30분 이내에 확산하는 것으로 알려져 있다.

다음은 경기도에서 일어났던 집단감염과 관련된 기사의 일부이다. 잘못된 정보를 전파하는 것을 넘어서 적극적으로 실천함으로써 감염병이 더 퍼지는 결과를 초래한 사례이다.

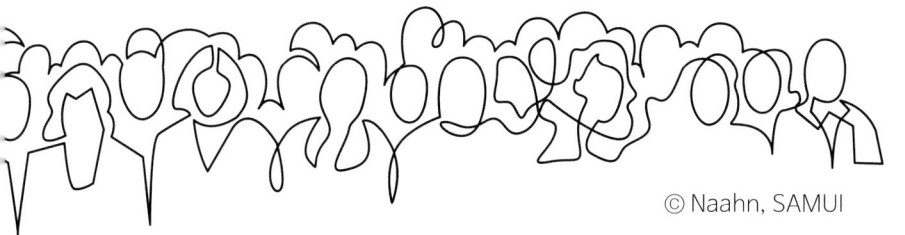

© Naahn, SAMUI

2020년 3월 26일 「연합뉴스」기사발췌[11]

신종 코로나바이러스 감염증(코로나19) 집단감염이 발생한 경기 성남 은혜의강교회에서 예배 참석자 입에 분무기로 소금물을 뿌린 것으로 확인돼 논란이 되고 있다.

전문가들은 분무기에서 생성된 '에어로졸'로 바이러스 전파가 확산했을 위험이 있다고 지적했다. 또 소금물로는 바이러스 질환인 코로나19를 예방할 수 없다고 강조했다.

16일 방역당국과 경기도 등에 따르면 47명의 확진자가 나온 은혜의강 교회는 이달 1일과 8일 예배를 보러온 사람들 입에 분무기를 이용해 소금물을 뿌렸다. 소금물을 분무해 '소독'을 하겠다는 취지로 보이지만, 전문가들은 이런 행동이 교회 내 코로나19를 확산시키는 역할을 했을 가능성이 있다고 지적했다.

김우주 고대구로병원 감염내과 교수는 "소금물을 분무하면 입자가 에어로졸(공기 중에 떠있는 미립자)로 나왔을 것"이라며 "이 에어로졸이 코로나19 환자의 비말과 섞여 공기 중에 떠다니며 전파를 일으켰을 수 있다"고 설명했다.

이어 "에어로졸 전파, 즉 공기전파는 확산이 빠르기 때문에 의료기관에서는 감염병이 유행할 때 천식 환자 등에게 쓰는 네뷸라이저

---

[11] 「코로나19 '소금물 분무기' 소독?…"에어로졸 전파로 확산 위험"」, 강애란 기자, https:// www.yna.co.kr/view/AKR20200316164400017

(의료용 분무기) 사용도 자제하도록 한다"며 "교회와 같이 밀폐된 공간에 여러 사람이 모이는 곳 역시 분무기사용은 자제해야 한다"고 말했다.

인터넷과 소셜네트워크를 통해 괴담과 허위정보가 퍼지는 속도는 더 빨라졌고 수차례 거짓정보로 인한 혼란을 경험했지만 여전히 새로운 정보들의 진위를 파악하기 전에 무비판적으로 따르거나 루머를 다른 사람들에게 전파하는 현상이 계속 발생하고 있는 것이다. 이러한 인포데믹스는 감염병에 대처해야 하는 인력들이 방역에 온 힘을 쏟을 수 없도록 하는 저해요인으로 작용하게 된다.

© Naahn. SAMUI

• **뉴 노멀: 현재 진행형인 팬데믹**

나는 일상으로 돌아왔다. 역학조사를 한창 열심히 하던 봄에는 병원에서 내가 하던 일이 거의 멈춰있었는데, 복귀한 지 두 달이 되어가는 지금은 코로나19 때문에 마스크를 하루종일 착용하고 있어야 하는 것을 제외하고는 지난해 이맘때와 차이를 못 느끼고 있다.

하지만 뉴스에서는 연일 코로나19 확진자가 하루 사이에 얼마나 늘었고 사망자가 몇 명인지, 전 세계적인 추세는 어떤지 반복적으로 알려주고 있고, 사람들은 대부분 직장으로 돌아왔지만 틈만 나면 백신이나 치료제가 나왔는지, 개발되고 있는 것이 있으면 어느 단계까지 왔는지를 수시로 확인하고 있다.

나는 이와 관련하여 끊임없이 주변 사람들의 질문을 받고 있다. '곧 약이 나올 것 같으냐'고 말이다.

코로나19초창기에는 몇몇 전문가들이 여러 가지 방법론을 내세우며 '이번 감염병의 유행은 언제 끝날 것 같다'라는 예측을 내놓았으나, 지금은 그런 전문가들은 보이지 않는다. 모두가 틀렸고 이제는 그러한 예측이 무의미하며 잘못 말하면 망신만 당한다는 것을 알게 되었기 때문일 것이다.

비관적으로 생각하면 더 한참 후 내년에도 이 유행이 계속될지도 모르며, 이로 인해 우리는 상당 기간 해외여행은 꿈도 꾸지 못하고 지난해에 다녀온 해외여행을 추억 삼아 '그땐 그랬지'하고 살아야 할지도 모르겠다.

• 안전한 공생

개인적으로는 두 가지를 강조하고 싶다. 하나는 감염병 유행 속에서 우리가 해야 할 일이 확실하다는 것이다. 비만을 해결하려면 '거의 모든 경우에 덜 먹고 많이 움직이면 된다는 것'을 다들 알고 있는 것과 같다. 뭔가 기가 막힌 한 방이 있을 것으로 기대하고 정보를 검색하고 검증되지 않은 약물이나 요법에 돈을 쓰는 사람들이 있다.

코로나19 유행 초기부터 감염병 질환을 예방하기 위해 개인보호장비인 마스크를 꼭 착용하고 위생을 중요시하여 항상 손을 잘 씻으라고 권장했음에도 불구하고 코로나19를 치료 또는 예방할 수 있는 특효약이라는 것들이 광고를 타고 유행했었다. 바이러스를 차단하는 장치라면서 출처조차 불분명한 정보가 인터넷에 소개되는 일도 비일비재했었다.

국제기구 WHO나 우리나라 보건복지부에서 검증된 정보들을 제공하고 있으므로 이를 확인하고 실천하는 것으로도 예방효과가 있다고 믿는 것이 필요하다.

다른 한 가지는 인포데믹스에 대처하는 성숙한 자세일 것이다. 사스, 에볼라, 메르스…. 모두 최근에 우리를 불안에 몰아넣었던 새로운 질병들이지만 시간이 지나면서 체계적인 대처방안이 수립되었고 경험이 쌓일수록 지역별로 대처하는 능력들도 생기는 것을 우리는 관찰한 바 있다.

오히려 더 치명적인 바이러스는 무분별한 괴담과 이에 따른 인포데믹스, 사회적 불신이 아닐까 하는 생각이 든다. 정확한 정보를 적절한 시기에 제공하는 신뢰받는 기관이 존재하고 사람들이 여기에서 제공되는 정보들 위주로 학습하고 실천한다면 코로나바이러스 '정복'은 어려울지언정 최소한 '안전한 공생' 정도는 기대해볼 수 있지 않을까.

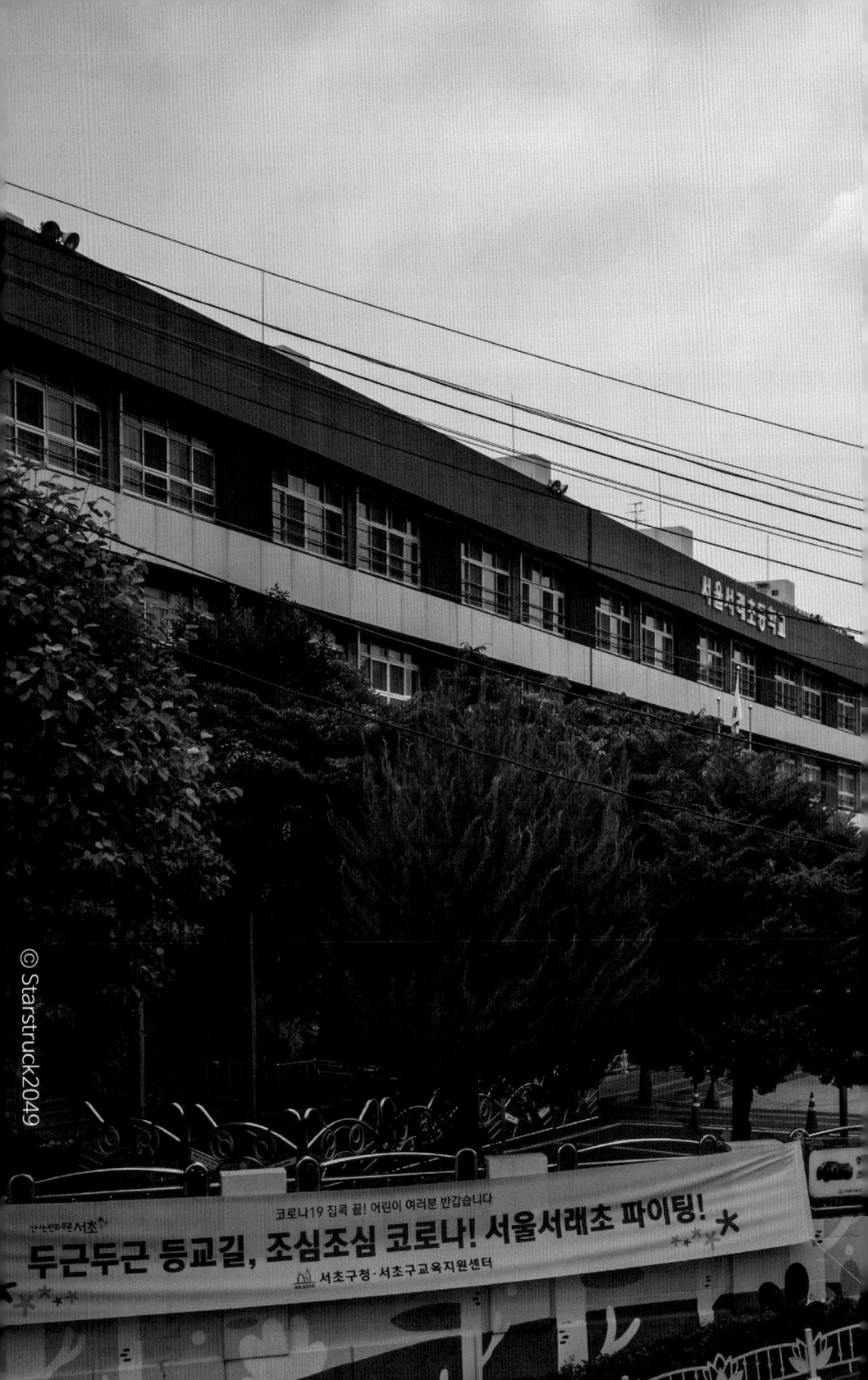

코로나19가 바꿔놓은 일상

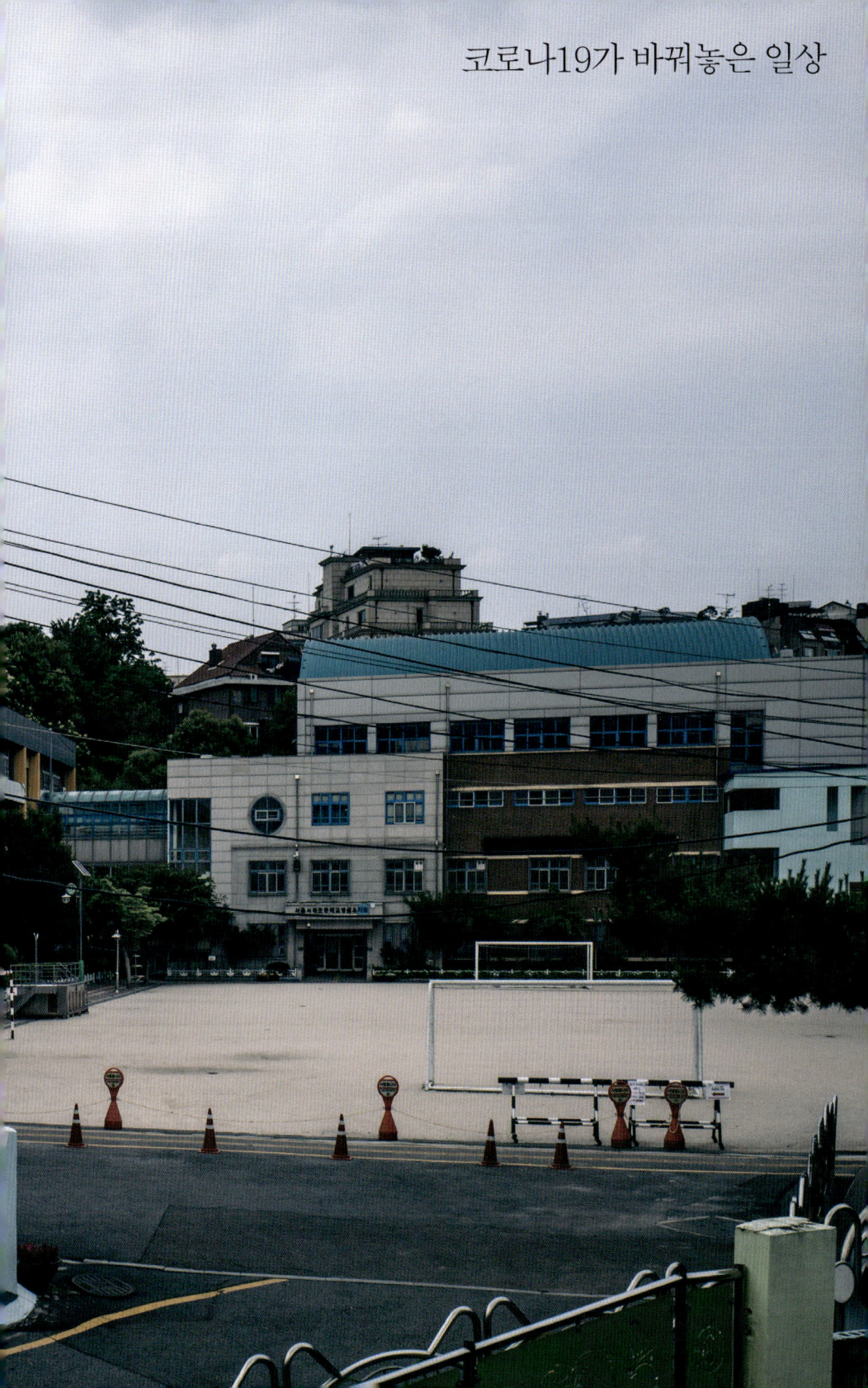

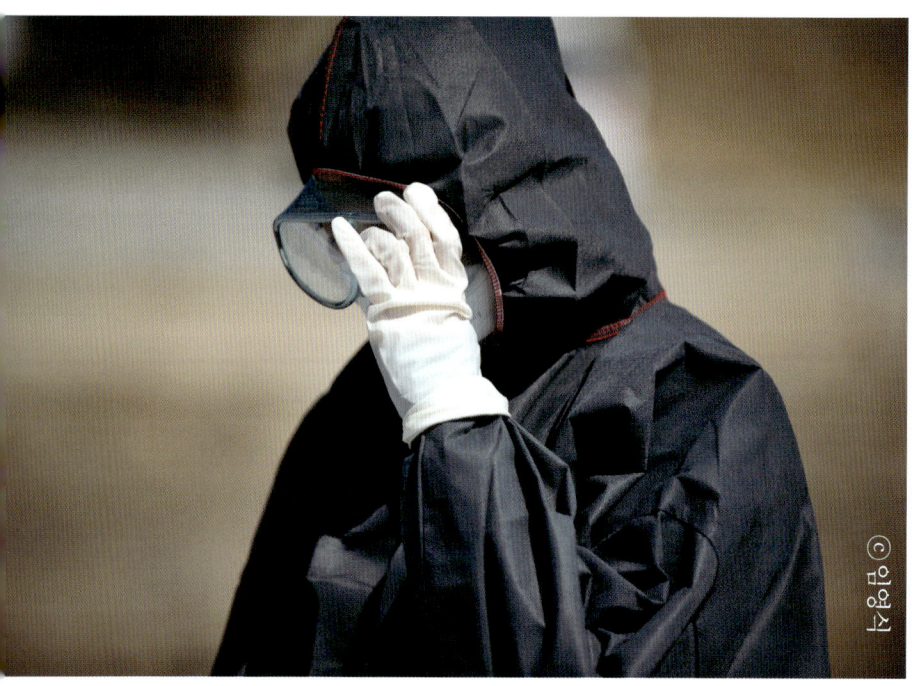

이승용

한양대학교 의과대학을 2019년 졸업하고, 현재 충남 아산 신창보건지소에서 공중보건의사로 근무하고 있다. 아직 선생님보다 학생이라는 호칭이 더 익숙하지만, 의료취약지역에 양질의 의료를 공급할 수 있도록 정진 중이다. 2020년 대구시 소재 보건소에 파견되어 코로나 대응 특별공무를 수행하였다.

어느 공중보건의사 이야기

- 꽝 당첨
- 막막한 하루, 적막한 동성로
- 방문 검체채취 미션
- 남의 집 앞에서 옷을 벗다
- 보이스 피싱
- 여기 확진자 살아요?
- 꼬여버린 동선
- 바깥을 지키는 음압텐트
- 환자 사이 간격
- 여기서 막아야 전국으로 안 퍼져!
- 이상과 현실
- N95 와 레벨D
- 폐에선 쇠맛이 나…
- 동료의 확진
- 검사를 받는 입장
- 전원 음성의 찝찝함
- 자진반납한 귀가
- '한국사람들'
- 확진 부부의 갓난아기
- 대구시민들의 선물

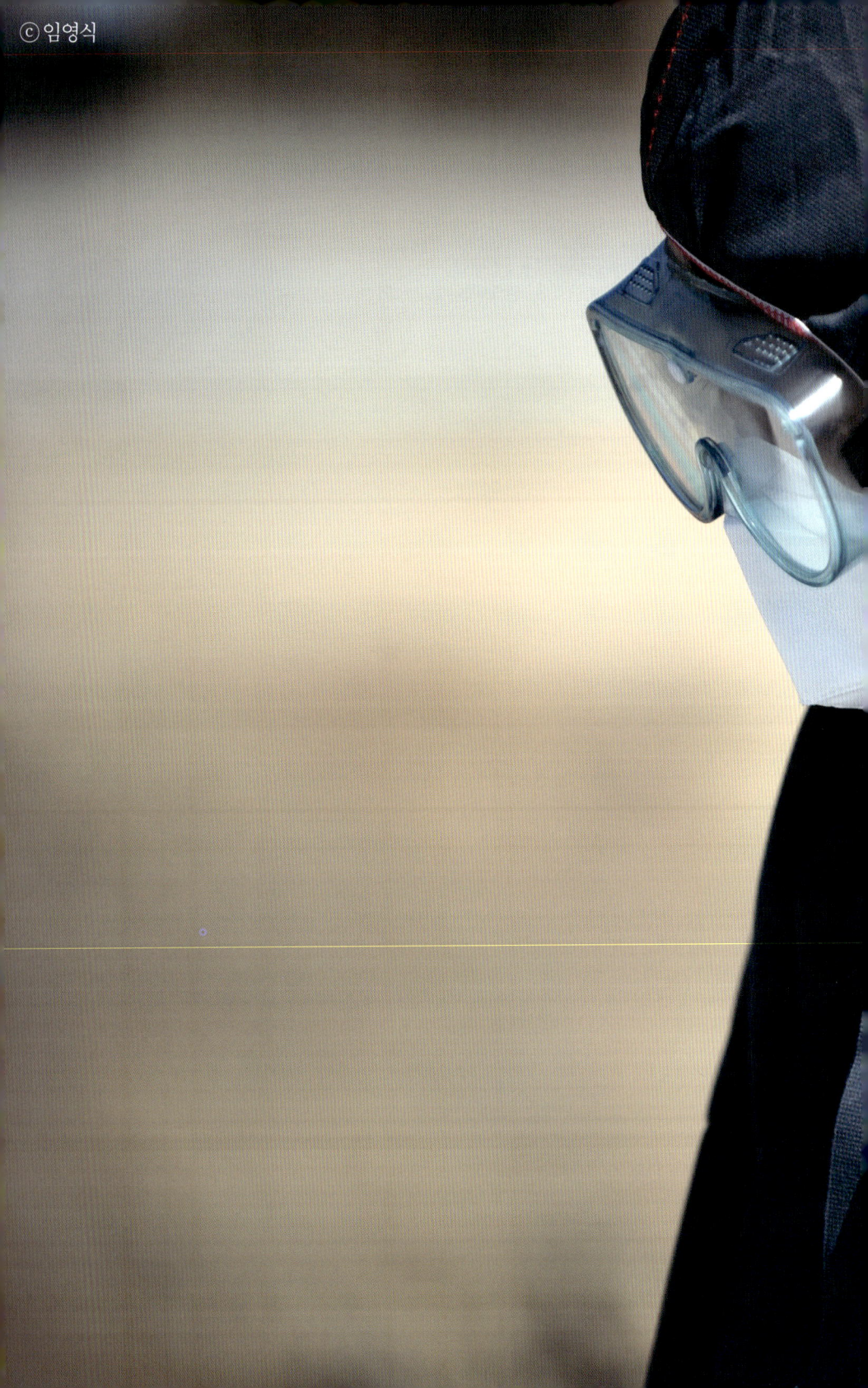

오늘은 토요일 밤,
저마다 평일 동안 쌓인 피로를 풀기 위해
밖으로 나와 거리를 누빌 만한 시간대였다.
하지만 놀랍게도 길거리는
그 누구 하나 찾아볼 수 없을 정도로 조용할 뿐이었다.

내가 상상했던 분주하게 돌아가는 거리의 상점가,
번잡한 인파는 찾아볼 수 없었다.
텅 빈 거리에서는 알게 모르게
슬픈 분위기마저 느껴졌다.

코로나라는 역병이 단 며칠 만에
대구 시민들의 일상생활을 빼앗아간 것이다.

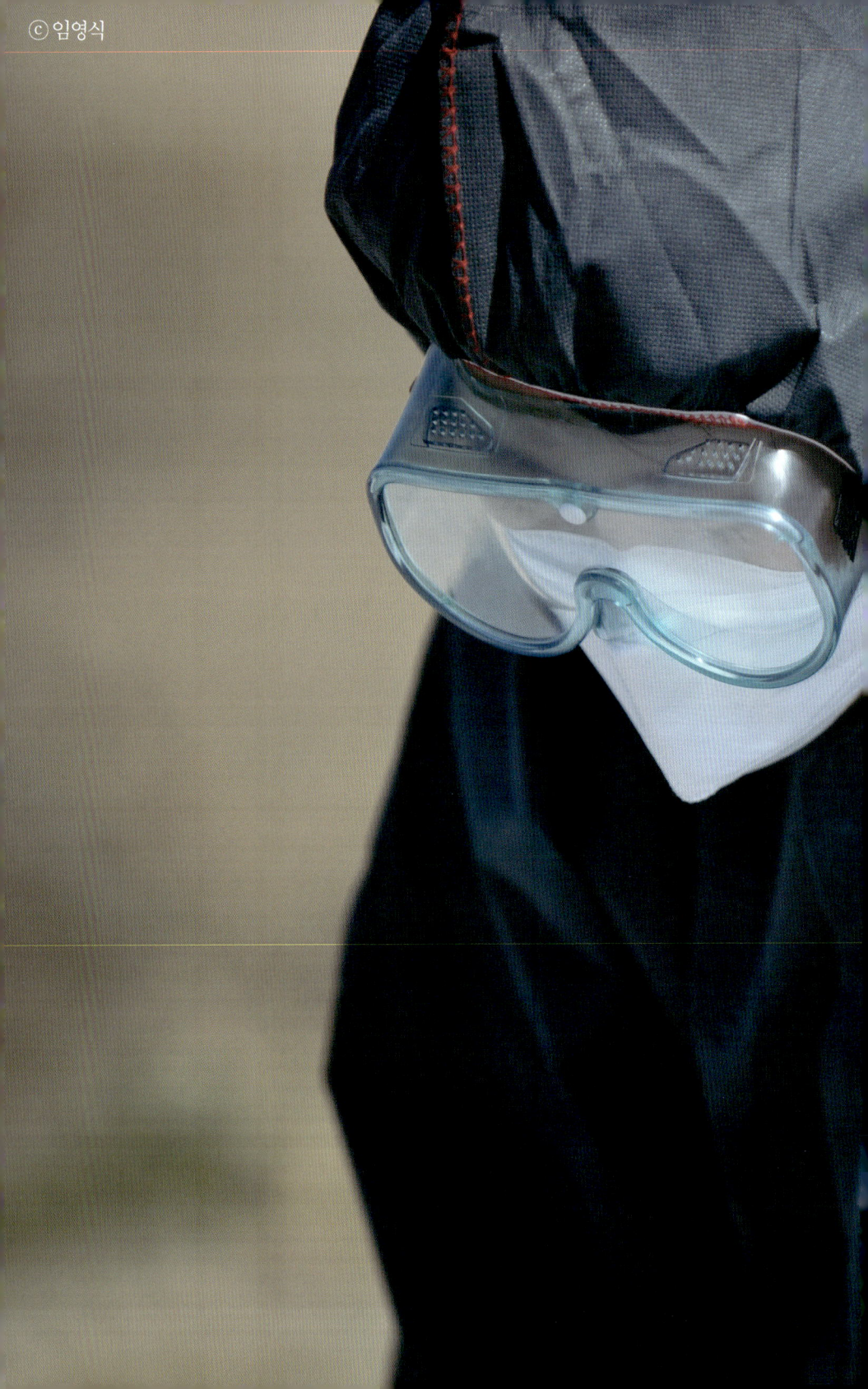

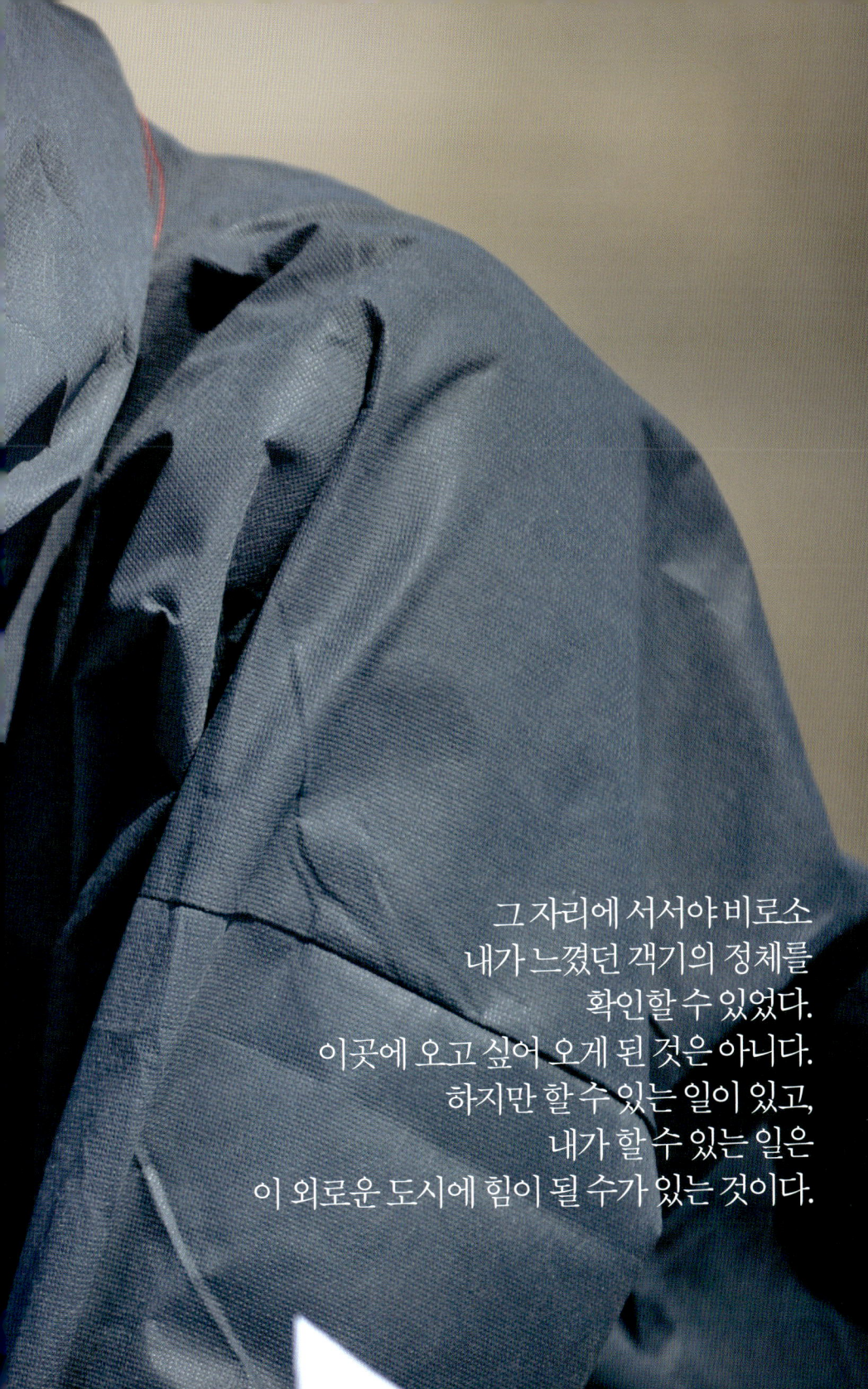

그 자리에 서서야 비로소
내가 느꼈던 객기의 정체를
확인할 수 있었다.
이곳에 오고 싶어 오게 된 것은 아니다.
하지만 할 수 있는 일이 있고,
내가 할 수 있는 일은
이 외로운 도시에 힘이 될 수가 있는 것이다.

• 꽝 당첨

때는 2월 말의 어느 금요일, 퇴근 후 침대에 누워 '이번 주말엔 뭐할까?'라는 여유로운 고민을 하며 평소와 같은 평화로운 일상을 보내고 있었다. 어느새 잠이 들었던 걸까, 일어나보니 휴대폰에 수백여 개의 메시지 알림이 쌓여 있었다. 잠에서 깨 반쯤 멍한 상태에서 메시지를 확인했다. 알림이 쌓인 방은 다름이 아닌, 같은 지자체에서 근무하는 공보의 선생님들이 모여 있는 채팅방이었다.

평소에는 조용한 채팅방이었기 때문에 더욱 의아했다.

'금요일 저녁에 무슨 중요한 일이 있다고 이렇게 많은 대화가 오고 간 거지?'라는 생각을 뒤로한 채, 제일 위에 있는 메시지부터 차례대로 확인하기 시작했다.

"저희 시에서 한 명이 대구로 파견을 가게 됐습니다."

"내일 오전 10시까지 대구시청 건물로 집결해야 한다고 합니다."

마침 그 주는 대구, 경북지역에서 코로나19가 급격히 확산하기 시작했던 주였다. 채팅방에선 현 시국에 대해 걱정하는 대화가 오갔으나, 누가 대구에 가게 될지는 여전히 정해지지 않은 상태였다. 얼마 가지 않아 또 하나의 메시지가 도착했다.

"별도의 자원자가 없다면 제비뽑기를 통해 결정하도록 하겠습니다."

채팅방엔 한동안 정적이 흘렀다. 그리고 머지않아 제비뽑기 결과화면이 보내졌다. 클릭하자 확대되는 '꽝'이라는 한 글자. 나의 대구 파견은 그렇게 꽝으로부터 시작되었다.

'악화되는 코로나19 사태를 보고 의료인으로서 사명감에 직접 자원해 대구로 찾아갔다.'라고 이야기할 수 있었다면 더 그럴듯해 보일 수도 있을 것이다.

하지만 실제로는 갑작스레 찾아온 청천벽력같은 소식에 그저 부정적인 생각만이 들 뿐이었다. 이는 혹시 모를 감염에 대한 공포보다는, 분노에 더 가까웠다. 내가 대구에 가기로 정해진 시간대는 지금 당장 짐을 싼 뒤 바로 침대에 누워야 내일 아침 무리 없이 갈 수 있을 만한 늦은 밤이었다.

실제로 코로나19 사태는 거의 재난에 가까울 정도로 확산되고 있었고, 때문에 '언젠가는 나 또한 방역업무의 일선에 투입되겠거니…' 하는 마음의 준비 또한 하고 있었다.

그러나 이 마음의 준비는, 바로 전날 밤에 편도로 3시간은 걸리는 대구로 내일 아침까지 오라고 통보하는 형태의 일처리에 대한 것이 아니었다.

허탈했지만, 제시간에 도착하기 위해선 머뭇거릴 시간조차 없었다. 병역의 의무를 등에 짊어지고 임기제 공무원 신분인 나는 속된 말로 그저 '까라면 까야 하는' 입장이다. 그렇게 나는 하루아침에 무작정 대구로 향하게 됐다.

• 막막한 하루, 적막한 동성로

다음 날 아침, 2주 동안 생활할 짐을 바리바리 싸든 채 대구로 향해 약속된 장소인 시청에 도착했다. 그곳에서 1시간 정도에 걸쳐 방호복을 입고 벗는 법에 대해 간단하게 배운 뒤, 대구에서 일할 근무지를 배정받게 됐다.

---

12 「국가공무원법」 제26조의5에 따른 임기제공무원

내가 일하게 될 곳은 보건소. 무슨 일을 하게 되는지, 언제부터 일을 하게 되는지 등은 직접 연락해 조율해야 한다고 하여 보건소 측에 일단 전화를 걸었다.

"안녕하세요 오늘부터 거기에서 일하기로 한 공보의인데요, 오늘 가면 무슨 일을 하게 되나요?"
"네 반가워요. 일은 내일부터 하게 되실 거고 내일 출근하시면 자세히 말씀드릴게요."

곰곰이 내가 처한 상황을 정리해봤다. 나는 어젯밤 급하게 연락을 받아 아무 연고도 없는 대구에 내려왔다. 그런데 근무는 오늘이 아닌 내일부터라고 한다. 지금 당장 갈 곳이 아무 데도 없다. 짐은 무겁고 피곤한데 묵을 만한 숙소도 없다.

그야말로 철저하게 혼자가 된 기분이었다. 하지만 역으로 왠지 모를 객기가 생겨 힘이 솟아났다. 시간이 지나 해는 이미 저물어가고, 마땅히 갈 곳도 없던 나는 그렇게 대구 제일의 번화가라는 동성로로 발걸음을 옮겼다.

동성로에 도착해 '이곳이 그 동성로구나!'라는 감회를 느끼기도 전, 눈에 얼핏 들어 온 길거리의 모습에 충격을 받을 수밖에 없었다.

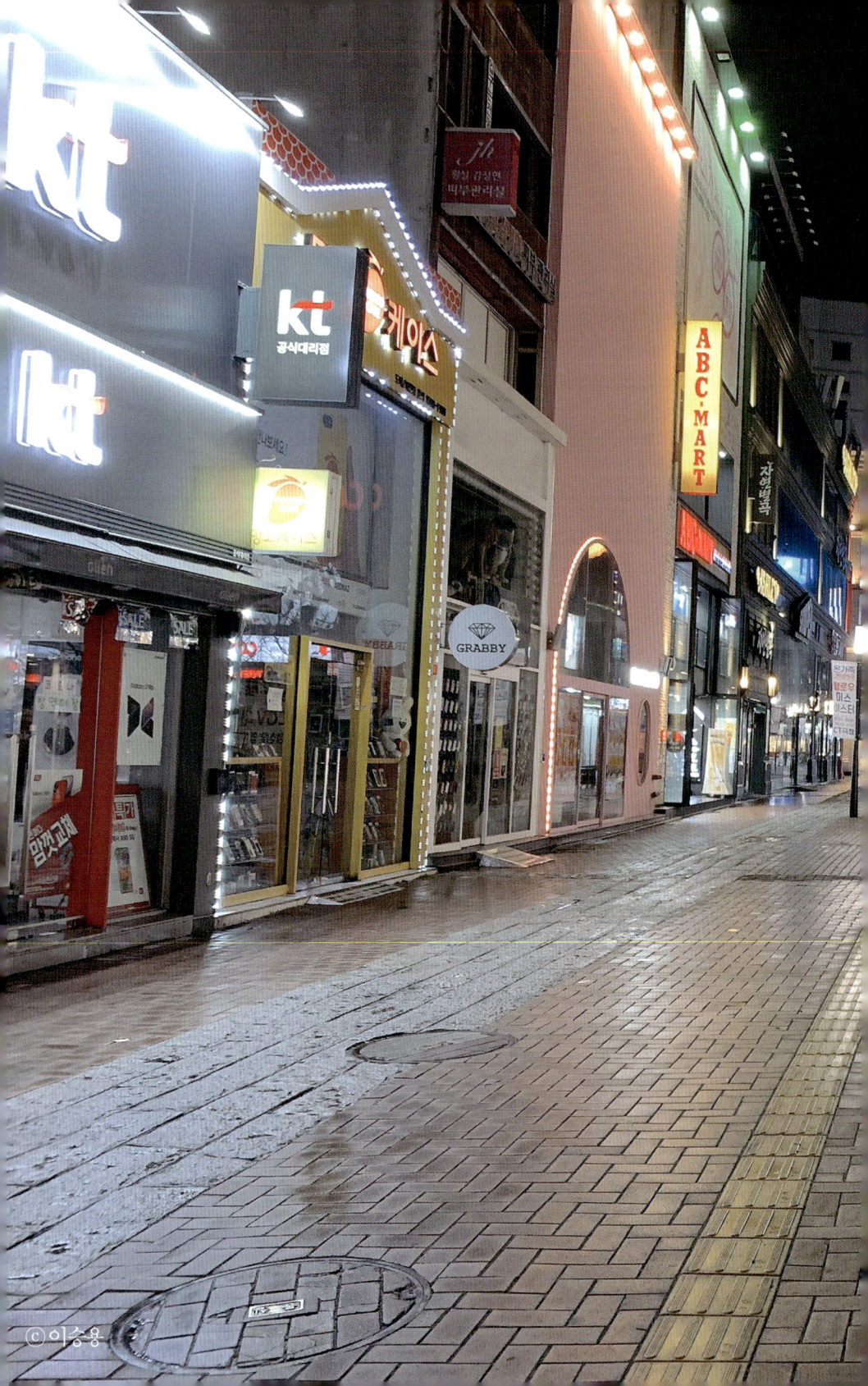

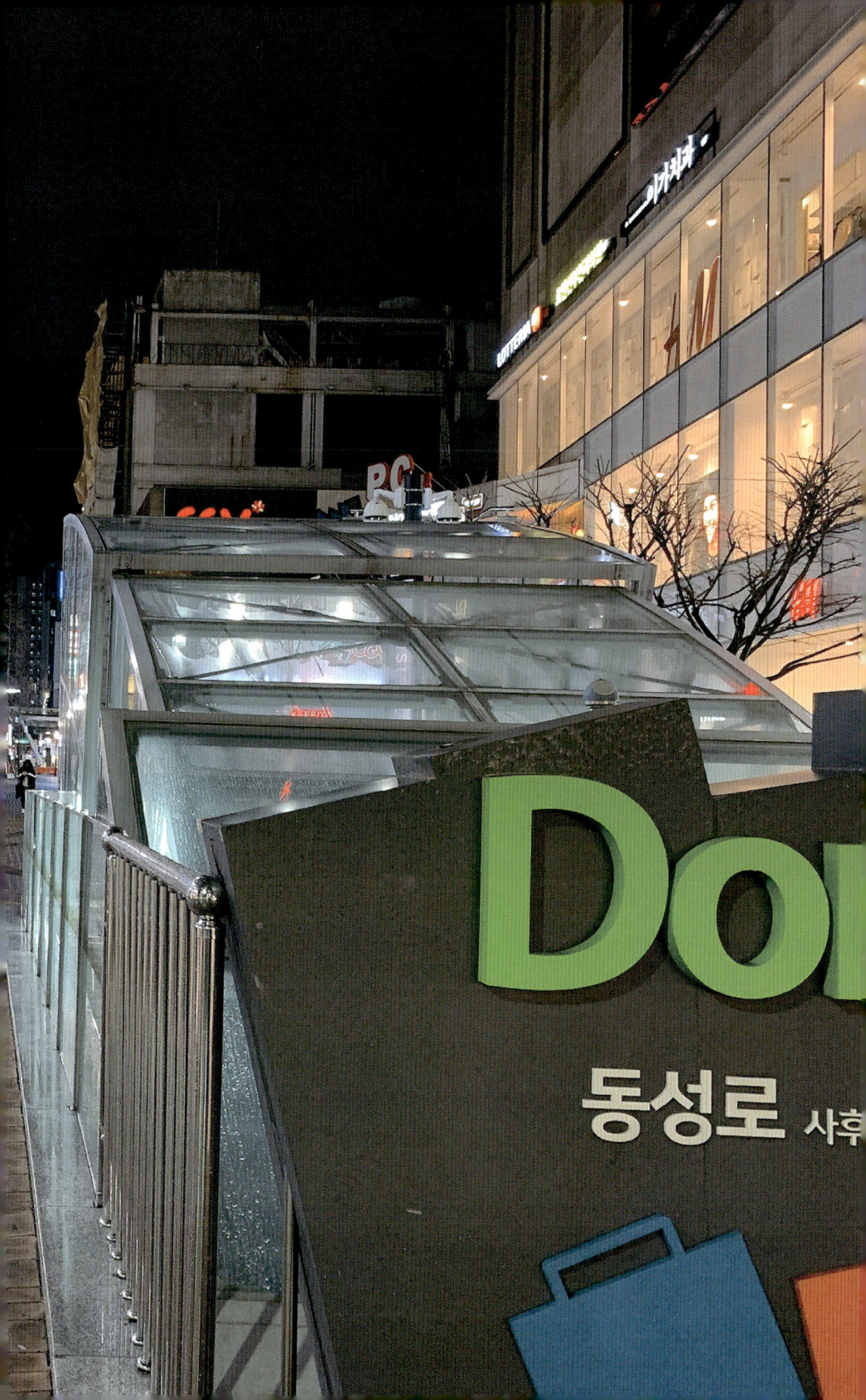

오늘은 토요일 밤, 저마다 평일 동안 쌓인 피로를 풀기 위해 밖으로 나와 거리를 누빌 만한 시간대였다. 하지만 놀랍게도 길거리는 그 누구 하나 찾아볼 수 없을 정도로 조용할 뿐이었다.

내가 상상했던 분주하게 돌아가는 거리의 상점가, 번잡한 인파는 찾아볼 수 없었다. 텅 빈 거리에서는 알게 모르게 슬픈 분위기마저 느껴졌다. 코로나19라는 역병이 단 며칠만에 대구 시민들의 일상생활을 빼앗아간 것이다.

그 자리에 서서야 나는 비로소 내가 느꼈던 객기의 정체를 확인할 수 있었다. 이곳에 오고 싶어 오게 된 것은 아니다. 하지만 나에겐 할 수 있는 일이 있고, 내가 할 수 있는 일은 이 외로운 도시에 힘이 될 수가 있는 것이다.

나는 2주간의 근무를 마치고 내게 익숙한 일상생활로 다시 돌아가게 된다. 마찬가지로 이곳 사람들 또한 조만간 예전과 같은 일상생활 속으로 돌아갈 수 있었으면 좋겠다고 생각했다. 내 작은 힘이라도 보탬이 될 수 있다면 좋겠다고 말이다.

그렇게 이런저런 생각을 하다가, 많은 것을 느끼게 해준 텅 빈 동성로 거리를 뒤로한 채 발걸음을 옮겼다. 다행히도 그

날 저녁, 대구시청과 공보의협회가 주선해준 결과로 대구 시내의 한 호텔에 근무 기간 동안 숙박할 수 있게 됐다. 그렇게 호텔로 향해 내일부터 있을 근무를 위해 휴식을 취했다.

아직 무슨 일을 하게 되는지조차 모르는 채 걱정되는 마음으로 배정받은 근무지인 보건소에 도착했다. 입구엔 방호복, 마스크, 소독제 등의 여러 의료물품 박스들이 난잡하게 쌓여 있었다. 내부에 들어서자 다른 공보의들뿐만 아니라 외부 병원에서 파견을 나온 간호사들, 보건소 직원 및 공무원들로 인산인해였다.

전쟁통을 방불케 하는 모습을 보며 '상황이 심각하구나…'라고 다시금 실감할 수 있었다. 잠시 상황을 지켜보며 기다리자 직원 한 분이 나와 인사를 했다. 무슨 일을 하게 되는 건지 질문을 함과 동시에 이름과 연락처가 적혀있는 명단을 건네받으며 다음과 같은 대답을 들을 수 있었다.

"이 명단에 있는 사람들 자택에 찾아가서 검체채취를 하는 일을 해주시면 됩니다."

당시 대구는 신천지 발 대규모 집단감염으로 인해 많은 사람들이 확진자와의 밀접접촉자로 분류된 상태였다. 설치되어 있는 선별진료소만으로는 이들 모두로부터 검체를 채취하기가 어려운 상황이었으며, 더군다나 이들을 외부와의 접촉 없이 선별진료소로 오게 할 수 있는 이동수단 또한 충분치 못했다.

• 방문 검체채취 미션

그래서 고안한 방법이 바로 이들을 자택에 격리시킨 뒤 직접 찾아가서 검체를 채취해오는 '방문 검체채취'였던 것이다. 대략적인 방문 검체채취의 절차는 다음와 같았다.

방문 검체채취의 절차

1. 운전자 1명 및 보조인력 1명, 의사 1명이 3인 1조로 짝을 이뤄 방호복을 입은 채로 차에 탑승한다.
2. 격리 중인 자의 자택으로 찾아가 검체를 채취한다.
3. 입고 있던 방호복을 의료폐기물 상자에 담아 밀봉한 뒤 새 방호복으로 갈아입는다.
4. 다시 차에 탑승해 다음 사람의 자택으로 찾아간다.
5. 이 과정을 차에 더 이상 의료폐기물을 실을 수 없을 때까지 반복하고, 폐기물이 다 차면 보건소에 들러 이를 비운 뒤 다시 출발한다.

• 남의 집 앞에서 옷을 벗다

위와 같은 절차의 가장 큰 문제는 바로 방호복을 입고 벗을 장소가 준비되어 있지 않다는 점이었다. 방호복을 입고 있는 동안은 바이러스로부터 어느 정도 내 몸을 보호할 수 있다. 때문에 그만큼 방호복을 입을 때 혹시 잘못 입은 곳은 없는지 스스로를 점검할 수 있어야 한다.

그래서 방호복을 입는 장소에는 거울이 설치되어 있어야 한다. 방호복을 벗는 것도 마찬가지이다. 검체채취의 대상이 되는 사람이 확진자일 수도 있을 거라고 생각하기 때문에 방호복을 입는 것이다.

때문에 검체를 채취한 뒤엔 방호복이 바이러스로 오염된 상태라고 생각해야 한다. 그렇기에 벗을 때 오염된 방호복의 겉부분이 내 살갗이나 옷에 닿지는 않는지 확인하며 뒤집어서 벗을 수 있게끔 거울을 보며 벗어야 한다. 즉 방호복은 입고 벗는 게 가장 중요한 건데, 이를 위한 환경이 매우 열악했던 것이다.

우리가 방호복을 입고 벗어야 할 장소는 준비된 선별진료소가 아닌 생전 가본 적이 없는 남의 집 앞이었다. 때문에 거울은커녕 소독제마저도 비치되어 있지 않았다. 더군다나 방호복은 검체채취를 마친 뒤 격리 중인 사람의 집 밖으로 나와 벗어야 한다.

'집 밖'이라 함은 개인의 공간이 아닌, 인근 주민들도 충분히 지나다닐 수 있을 만한 모두의 공간이다. 그만큼 방호복을 벗을 때 주변이 오염되지 않게끔 신경을 써야 하는 것이었다. 나 자신의 안전 뿐 아니라 자칫하면 인근 주민들의 안전에까지 피해를 끼칠 수 있었다. 할 수 없다고 생각했다. 하지만 해야 했다. 그렇게 나의 첫 방문 검체채취 업무는 시작됐다.

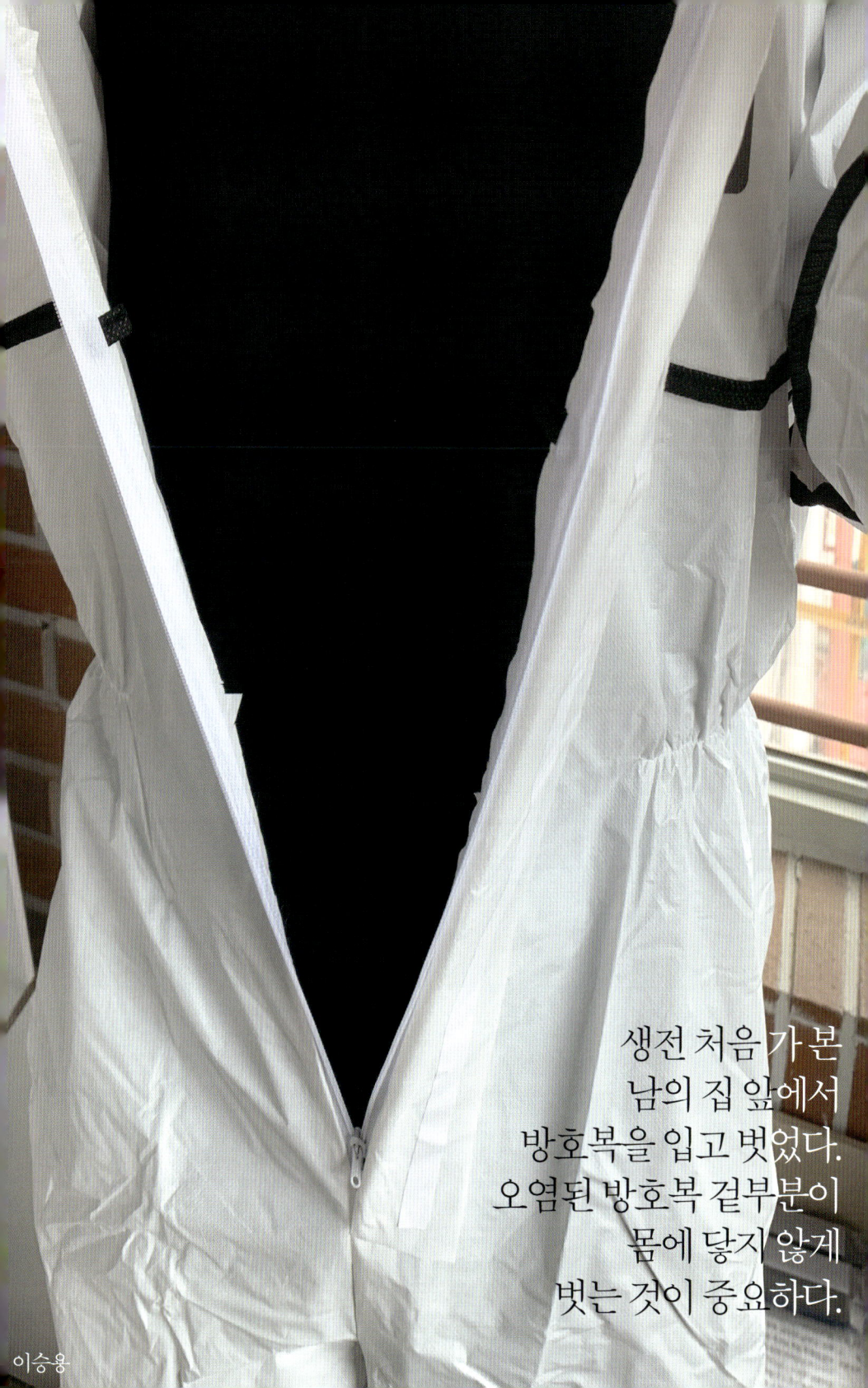

• 보이스피싱

"안녕하세요 보건소에서 전화드려요. 오늘 자택에 직접 방문해서 코로나19 검사를 진행하려고 하는데 혹시 주소가 '○○구 △△로'라고 되어있는데 맞나요?"

"아닌데요? 지금 '□□구 ◇◇로' 쪽에 살고 있어요. 근데 이거 개인 휴대폰 번호로 전화가 온 거 같은데 보건소 맞아요?"

"네, 저희 보건소에서 검사하러 가는 와중이라 핸드폰으로 전화 드린 겁니다. 검사하는데 주민등록번호가 필요한데 좀 불러주시겠어요?"

"아니, 이거 보이스피싱 같은 거 아니에요? 개인정보를 전화로 막 불러줘도 돼요?"

전화를 하는 내 입장에서도 '충분히 의심할 수 있겠다'는 생각이 들어 납득이 갔다. 국가기관에서 시민의 주소지를 몰라 개인 휴대폰으로 전화를 걸어 묻는데 설상가상으로 개인정보까지 물어본다면 신뢰가 가지 않을 것 같다는 생각이 들었다.

결국 전화를 통해 들은 주소지로 찾아가 직접 대면해 역학조사를 하기로 정한 뒤, 운전대를 돌려 격리자의 집으로 찾아갔다.

• 여기 확진자 살아요?

격리자의 집이 있는 건물 앞에 차를 대고 방호복 차림으로 검체채취 도구를 들고 내렸다. 주변에 소란이 생길 것을 알기에 최대한 눈에 띄지 않는 곳을 통해 들어가려고 해도 몇 사람의 눈에는 보일 수밖에 없기 마련이다.

지나가던 주민들이 발걸음을 멈추고 "여기 확진자 있어요? 어느 집이에요?"라고 물어본다. 확진자가 있어서 온 건 아니고 개인정보라 알려드릴 수 없다고 말씀드린다. 그리고 나를 향한 시선이 다른 곳으로 분산되기를 기다린다.

그렇게 나를 향한 관심이 조금 줄어들어 이쪽을 보는 사람이 많이 거의 없어졌다는 생각이 들 때쯤 비밀작전이라도 펼치는 마냥 조심스레 자택으로 진입한다. 우스꽝스러웠지만 이렇게 할 수밖에 없었다.

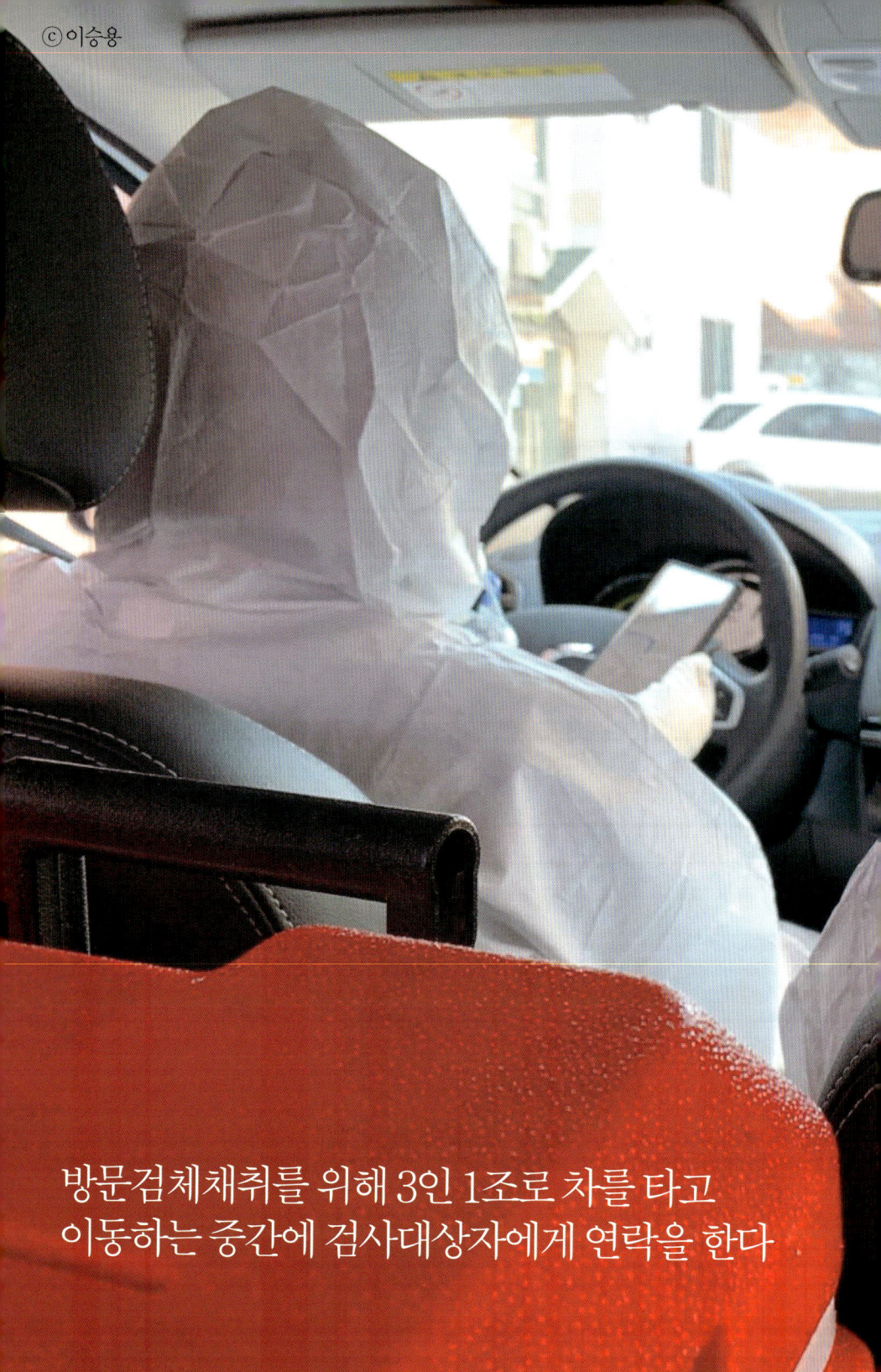

방문검체채취를 위해 3인 1조로 차를 타고 이동하는 중간에 검사대상자에게 연락을 한다

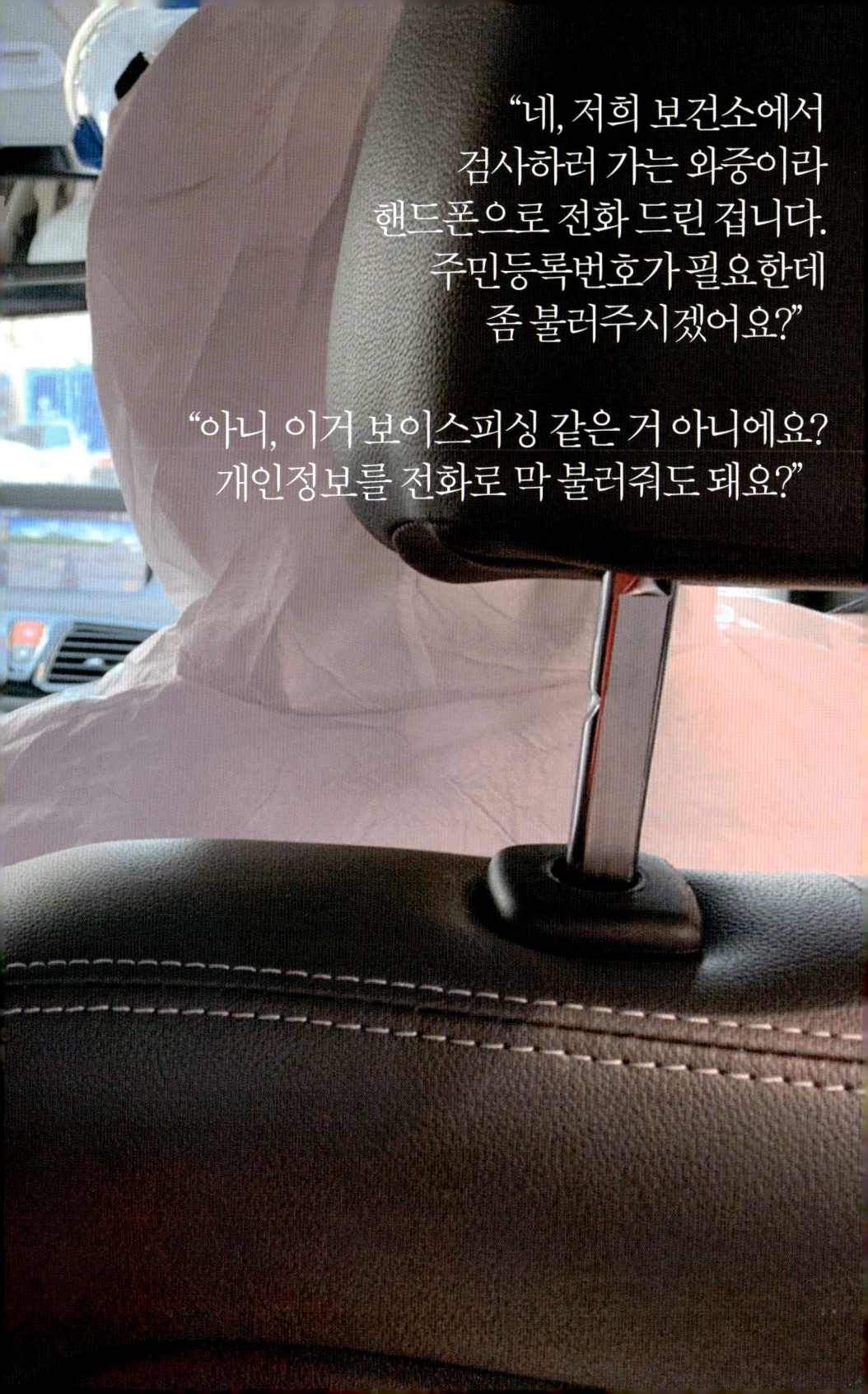

"네, 저희 보건소에서 검사하러 가는 와중이라 핸드폰으로 전화 드린 겁니다. 주민등록번호가 필요한데 좀 불러주시겠어요?"

"아니, 이거 보이스피싱 같은 거 아니에요? 개인정보를 전화로 막 불러줘도 돼요?"

방호복을 껴입은 내 모습 자체만으로도 '이 동네에 누구가 코로나19 확진자다!'라는 분위기를 조성해 불안을 야기함과 동시에 격리자가 받지 않아도 될 비난을 받게 만들 수도 있었기 때문이다.

그렇게 뜸을 들이다 자가격리 중인 사람의 집 안에 처음으로 들어갔다. 내 생에 처음으로 남의 집에서 진행하는 진료가 곧 시작되는 셈이다. 이곳으로부터 불과 몇 미터 밖으로만 나가도 누군가가 매일 출퇴근길에 오고 갈 복도가 펼쳐진다.

하지만 지금 이 집 안은 확진자일 수도 있는 사람이 며칠동안 계속해서 생활하던 공간이다. 눈에 보이는 모든 사물이 바이러스로 오염됐을 수도 있다. 최대한 조심하며 첫 운을 뗀다.

"보건소에서 나왔습니다."
"(아래 위로 훑어보며)아, 예⋯."
"주민등록번호 좀 가르쳐주세요."

방호복을 입은 사람을 눈앞에 두고 어느 정도 신뢰가 생긴 모양인지 그제서야 격리자로부터 주민등록번호를 들을 수 있었다. 검체를 채취하고자 면봉을 꺼내 들자 격리자가 나에게 물었다.

"근데 이거 검사 어떻게 받는 거예요?"

의료진이 의료행위를 하기 전 이 행위의 목적이 무엇이며 어떤 식으로 이루어지는 건지 설명하는 것은 당연지사다.

하지만 전신을 방호복으로 감싸 거동이 불편한 와중에 그냥 있어도 숨을 쉬기 불편한 N95 마스크를 끼고 말을 한다는 건 매우 숨이 차다.

더군다나 내가 지금 있는 곳은 코로나19에 감염됐을지도 모르는 사람의 집 안이다. 아무리 마스크가 막아준다고 하더라도 숨이 차다고 헉헉대며 크게 숨을 들이켜기에는 심리적으로 불안했다. 그리고 비말은 기침이나 재채기 뿐이 아닌 말을 하는 것으로도 입 안에서 튀어나오게 된다.

즉, 그 몇 마디를 나눔으로써 지금 내가 있는 공간엔 격리자의 비말이 퍼져 있다고 봐도 무방한 상태였다. '아차' 하는 생각이 들었다. 너무나도 준비 없이 무작정 들어왔다는 생각이 들었다. '검체를 채취하는 와중에 검사자의 안전을 위해 말을 하면 안 된다'는 사실을 알려줬어야 한다.

검체채취의 진행 과정에 대해서도 미리 고지를 했어야 한다. 하지만 지금 갑자기 "밖에서 전화로 다시 말씀드릴게요." 하고 도로 나가는 것도 모양새가 이상하다. 결국 '아까 통화할 때 말해둘걸…' 하는 후회와 함께 거친 숨을 내쉬며 설명했다.

"면봉을 코랑 목을 통해 집어넣어서 분비물을 채취한 다음에 그 분비물에서 바이러스가 나오는지 보는 검사입니다. 면봉 들어갈 때 조금 아프거나 불편한 느낌이 들 수도 있어요."

겨우겨우 채취를 마치고 밖으로 나왔다. 모든 기력이 빨린 기분이었지만 방호복을 허투루 벗을 수 없었다. 지퍼를 내리고 방호복을 까뒤집으며 오염된 겉부분이 안쪽을 향하게 조심스레 돌돌 말아야 한다. 방호복을 벗으며 방호복의 겉부분이 내 몸이나 옷에 닿지는 않는지, 동행했던 보조인력 분에게 살펴봐 달라고 부탁했다.

하지만 유감스럽게도 그 보조인력 분은 의료인이 아니었다. 봐달라고 부탁을 한 입장에 '괜찮게 잘 벗었다'라는 대답을 들었으면서도 못 미더워 찝찝한 기분에 소독제로 샤워를 하듯이 온몸을 문질렀다. 다음 집에 가기 위해 다시 방호복을 챙겨 입고 차에 탔다.

• 꼬여버린 동선

"다음 집은 여기서 얼마나 걸려요?"
"30분 정도는 더 가야 될 것 같은데요?"
라는 대답이 들려왔다.

주소지 별로 묶어 동선을 짜 건네받은 명단인데 그 주소지가 몇 년 전 신주소체계로 변경된 이후 갱신이 되어있지 않아 동선이 죄다 꼬여버린 것이다. 그렇게 오전 내내 겨우 두 명의 검체를 채취했을 뿐인데 벌써 시간은 흘러 점심시간이 되었다.

일단 보건소에 다시 복귀하기로 의견을 모으고 다른 팀들과도 진행상황에 대해 이야기를 나눴다. 모두 비슷한 이유로 진행에 차질을 겪는 상황이었다. 우리는 '주소지를 최신 것으로 갱신해달라', '검사를 받는다는 사실을 미리 공공기관의 번호를 통해 고지하여 뒤이은 역학조사 과정이 수월하게 이루어지게 해달라' 등의 현장불편사항을 피력했다.

그렇게 어설프고 불안했던 대구에서의 근무 첫날은, 자초지종 끝에 오후에는 여러 건의가 수용된 형태로 좀 더 안전하고 원활하게 흘러갔다.

슬슬 대구에서의 근무도 어느 정도 익숙해져 갔다.
일주일에 어떤 요일은 방문검체 업무가 아닌,
선별진료소 근무를 했다.
원래 근무하던 지자체에서도
선별진료소 일은 여러 번 해봤기에 부담감이 그나마 덜했다.

그렇게 조금은 편안한 마음으로
방호복을 챙겨 입고 선별진료소 천막으로 향하자,
눈앞에 진료를 받기 위해 거의 대열을 이룰 정도의 인원이
줄을 서 있는 모습이 들어왔다.

이거 이래도 되나?
싶은 생각이 들 정도였다.

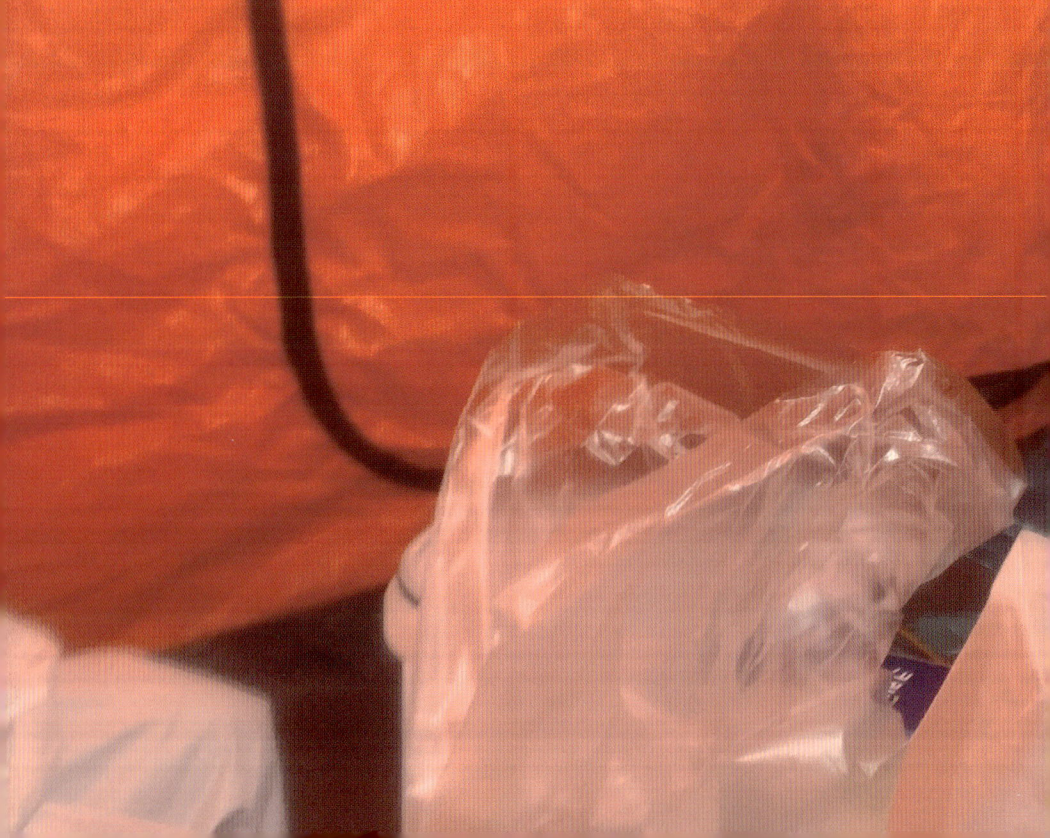

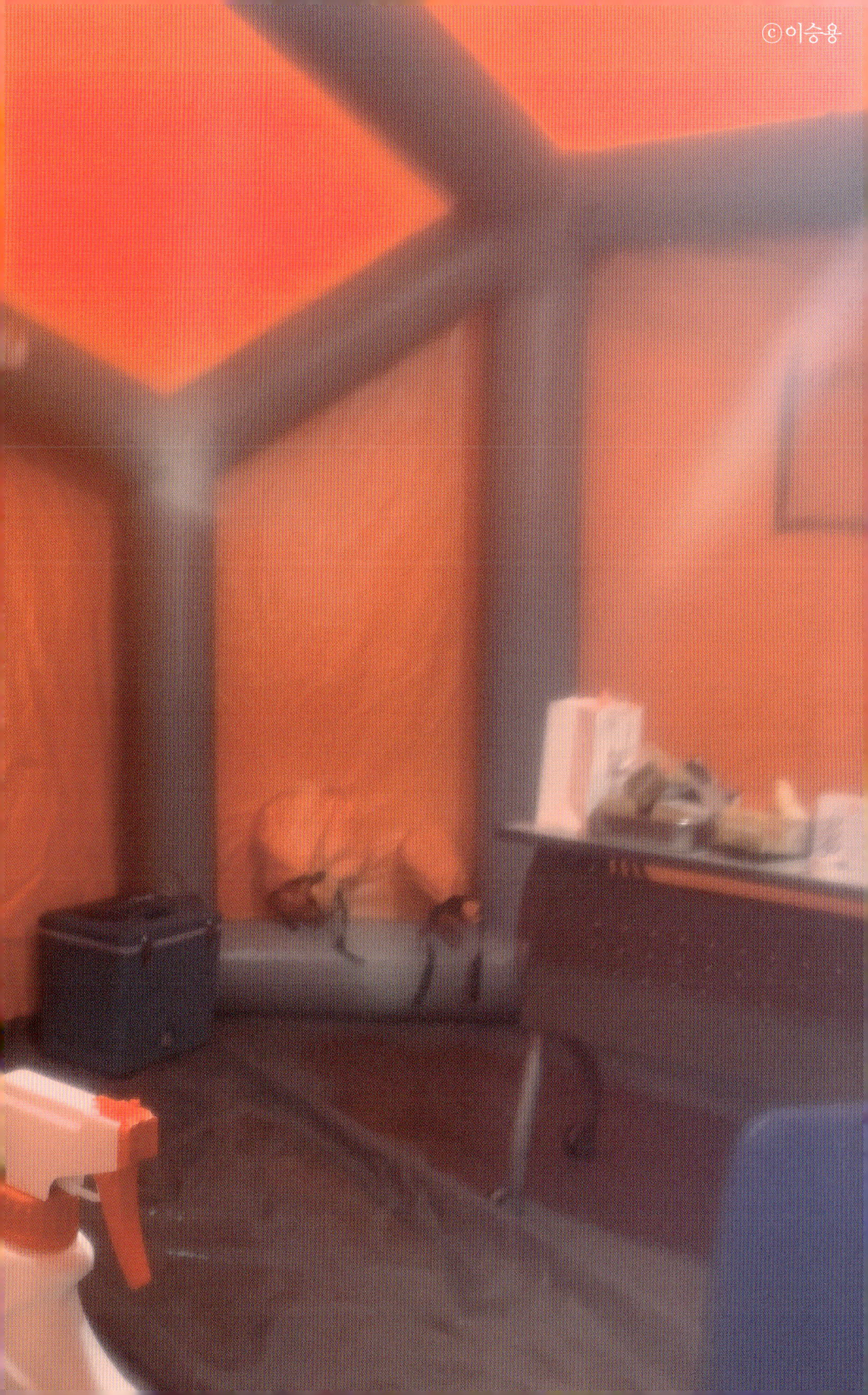

• 바깥을 지키는 음압텐트

선별진료소는 크게 두 개의 천막으로 이루어져 있었다. 한 곳은 간단한 역학조사 및 증상에 대한 문진을 하기 위한 천막이며, 또 다른 곳은 검체를 채취하기 위한 천막이었다. 각 지자체에서 운영하는 선별진료소마다 그 형태는 다를 수 있다.

하지만 이 천막들이 소위 말하는 음압텐트의 기능을 한다는 것은, 어떤 선별진료소를 가도 대부분 동일하다. 음압 Negative pressure이란, 바깥 공간에 비해 기압이 낮은 상태를 의미한다. 기압이 낮기 때문에 음압인 공간에 있는 공기는 외부로 나가지 못하고 그 공간에 계속해서 머물러 있는다.

진공청소기와 비슷한 원리라고 생각하면 좀 더 이해가 쉬울 듯하다. 진공청소기가 먼지를 내뱉지 않고 일방적으로 빨아들이는 것처럼, 음압이 걸린 텐트는 그 안의 공기를 주변으로 퍼뜨리지 않는다. 진공청소기에 비해 그 음압의 세기는 약하지만 말이다.

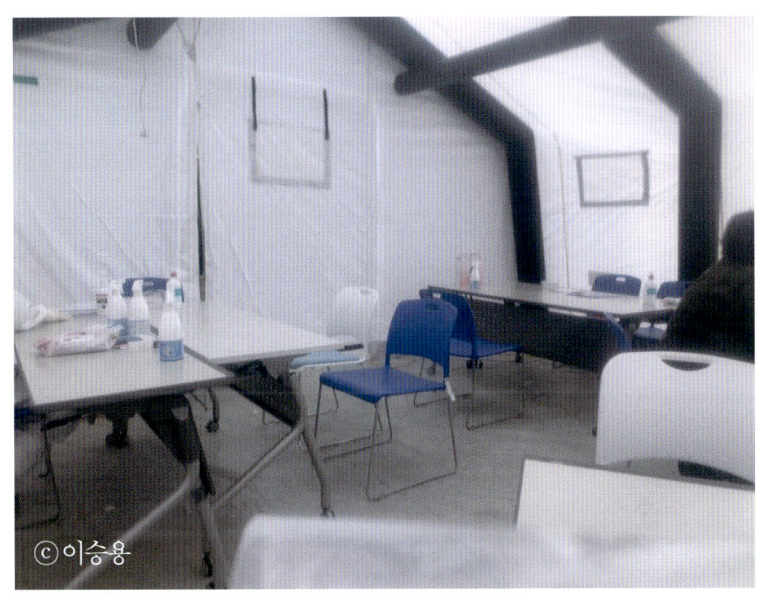

선별진료소는 문진용 공간과 검체채취용 공간으로 나눈다

음압병실, 음압텐트 등의 '음압'이라는 단어가 앞에 붙은 시설은 감염으로부터 무조건적으로 안전하다는 인식이 알게 모르게 있다.

하지만 엄밀히 말하자면 음압시설은 그 시설의 내부가 아닌, 외부를 감염으로부터 보호하기 위한 역할을 한다. 천막의 내부에서 진료를 하다 보면 역학조사를 위해 문진을 하는 과정 중에, 혹은 검체를 채취하는 과정 중에 환자로부터 비말이 나올 수밖에 없다. 음압텐트는 이 비말이 천막을 열고 닫을 때 외부로 새어나가게 하지 않기 위한 시설이다.

• 환자 사이 간격

즉 비말은 내부에 계속해서 갇혀 있는 셈이고, 천막의 바깥이 안전해지는 것에 비해 천막의 안은 상대적으로 감염에 대해 취약한 공간이 되는 것이다.

이를 해결하기 위하여, 보통 진료를 볼 때 환자와 환자 사이에 충분한 시간 간격을 두는 것이 권장되고 있다. 천막 안의 공기에 혹시나 떠다닐 수도 있는 이전 환자의 비말이 모두 땅에 가라앉을 만큼 시간을 벌어, 다음 환자가 안전하게 진료를 받을 수 있도록 하기 위함이다.

하지만 몰려오는 환자가 너무 많았다. 한사람 당 3분 이내라는 짧은 간격으로 진료를 봐도 시간이 부족할 정도로 환자는 계속해서 밀려 들어왔다. 보통이라면 환자가 확진자와 별다른 접촉이 없었을 경우 굳이 검사를 시행하지 않고 증상의 변화를 조금 지켜보자고 권유하는 편이다. 이렇게 진료를 볼 경우, 검체를 채취하는 시간 간격이 환자가 찾아오는 간격보다 길어지기 때문에 검체채취용 천막의 내부를 방역할 시간을 충분히 벌 수 있다.

하지만 그 당시 대구에서는 그럴 수 없었다. 환자는 계속해서 늘어나는데 확진자 동선은 더 이상의 업데이트 없이 멈춰있었다. 일일이 추적할 수 없을 정도로 대규모의 발발이 일어나 그 어디에서든지 확진자와 동선이 겹치거나 접촉을 했을 수도 있다고 생각하는 게 오히려 더 지당했다. 때문에 찾아오는 모든 환자마다 대부분 검체를 채취했고, 그만큼 환자와 환자 사이의 간격이 터무니없이 짧았다.

물론 천막 내에 별도의 환기장치 및 방역용 기계를 마련하는 등 대안이 될만한 조치는 취했다. 하지만 그렇다고 해서 이가 충분한 시간 간격을 두지 않고 진료를 해도 교차감염을 예방할 수 있다는 근거가 되기에는 부족하다고 생각했다. 이렇게 일을 해서는 안 된다고 생각했다. 또 이렇게 일을 할 수는 없다고 생각했다. 계속해서 몰려오는 환자들을 쉴 새 없이 진료하느라 내 몸이 힘들 것은 고려 대상이 아니었다.

• 여기서 막아야 전국으로 안 퍼져!

대구에서 확실히 잡아내지 못하면 전국적으로 확산될 것이 뻔하다. 파견이 끝나고 집으로 돌아가더라도 지금과 똑같이 바쁘고 분주할 것이다. 때문에 차라리 여기에서 좀 더 고생하는 한이 있더라도 확실히 사태를 진정시키는 게 더 낫다고 생각했다.

하지만 환자의 안전은 타협할 수 없는 대상이다. 이대로라면 '혹시 코로나19가 아닐까?'라는 걱정에 선별진료소에 검사를 받으러 찾아온 건강한 사람이, 오히려 선별진료소에서 병을 얻어갈 수도 있다고 생각했다. 이와 같은 이유로 몇몇 의료진이 선별진료소의 운영방식을 조정하고 하루에 검체를 채취할 대상의 수를 제한하자는 건의를 했다. 하지만 유감스럽게도, 이는 곧이 곧대로 다 받아들여질 수는 없었다.

• 이상과 현실

우리가 원하던 것은 '이상'이었다. 선별진료소를 계속 운영하면서도 감염에 대한 위험성을 최소화할 수 있는 이상적인 수단을 갈구했던 셈이다. 하지만 우리가 처해 있던 상황은 이상적이지 않은 '현실'이었다. 확진자만 하루에 수백여 명씩 쏟아지는 와중에 계속해서 검체를 채취해야만 확산 속도를 따라갈 수 있었다.

지침이나 권장사항을 따라 이상적으로 대처할 수 있는 상황을 통제범위 내에 있다고 부른다면, 그 당시의 상황은 통제범위 밖의 재난에 가까웠다. 결국 현실과 타협해 이상을 어느 정도 포기할 수밖에 없었다.

그래도 변화가 아예 없던 것은 아니었다. 선별진료소 운영 중 중간중간 브레이크 타임을 두어 대대적인 방역작업과 환기를 시행하게 되었으며, 물 밀려 들어오듯 찾아오는 대로 곧이곧대로 받던 환자도 부족하지만 조금이나마 시간 간격을 두어 받게끔 운영방식을 바꿨다.

또 새로운 선별진료소를 새로 설치해 환자를 분산시키거나 드라이브-스루 선별진료소 등의 접촉을 최소화하는 기획 또한 나오기 시작했다. 이는 이 당시로부터는 조금 훗날의 이야기지만 말이다.

"지금 집에 우리 할아버지도 있는데
같이 검사해주면 안 돼요?"

대구에서 일하는 동안 검체채취에 대한 지침은
계속해서 바뀌었고, 그 당시의 지침은
동거하는 사람이 채취 대상 명단에는 없는데
신천지 교인인 경우 같이 검사해라-였다.

내가 들고 온 검체채취용 면봉은 단 한 세트 뿐이었다.
한 사람을 더 검사하기 위해서는
면봉이 한 세트 더 필요했다.

그 말인즉슨, 1층에 있는 차에서 면봉을
더 공수해와야 한다는 뜻이고,
N95와 레벨 D착장으로 5층까지
계단을 한 번 더 오르락내리락해야 한다는 뜻이다.

이제 내 관심사는 오로지 하나.
할아버지가 신천지 교인인지, 아닌지였다.

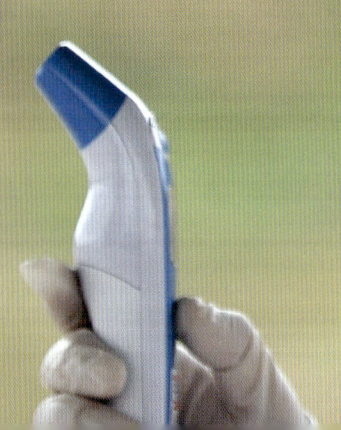

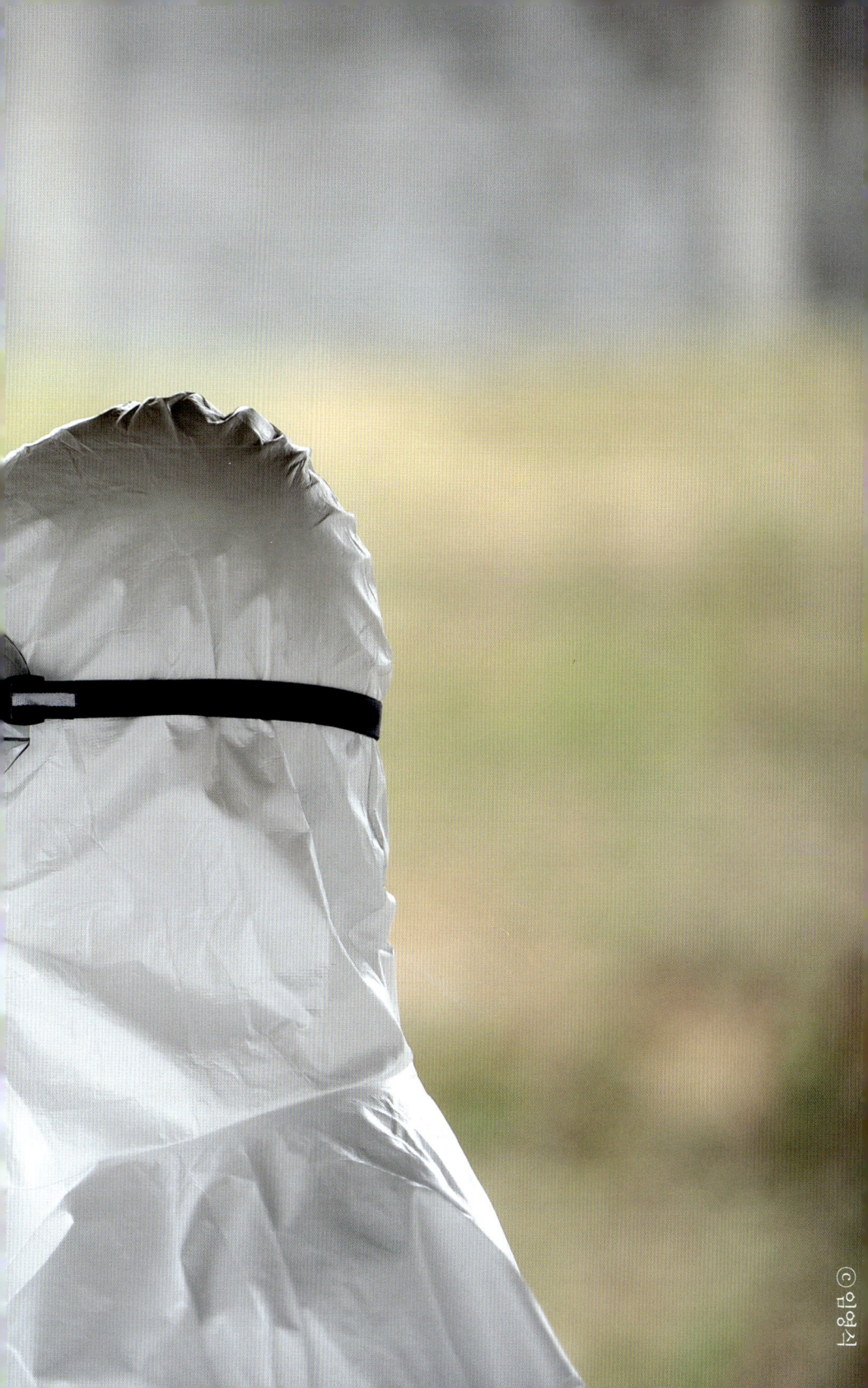

- N95와 레벨D

여느 때처럼 보건소에서 방호복을 챙겨 입고 방문 검체채취를 위해 발걸음을 옮겼던 날이었다. 자동차로 30분 정도 달려 도착한 곳은 외진 곳에 있는 한 빌라 건물, 진입하기조차 조금 힘든 좁은 골목에 있어 근처에 차를 대고 걸어가기로 했다.

검체 대상자는 그 빌라의 5층에 사는 한 할머니셨다. 빌라는 지어진 지 30년은 되어 보이는 오래된 건물이었고, 내심 엘리베이터가 있기를 기대했으나 당연히 없었다. 5층 높이를 계단으로 오르락내리락하는 정도야 그래도 내가 아직 20대이기 때문에 별 문제가 없는 일이었다.

하지만 그날 나는 전신에 방호복을 입고 숨쉬기 어려운 N95 마스크를 끼고 있었다. 계단을 올라가는 정도의 일상적인 일도 힘든 유산소 운동처럼 느껴지게끔 하는 환경에 처해 있었던 것이다. 어찌어찌 계단으로 올라가 문 앞에 도착해 노크를 하자마자 괜찮은 줄만 알았던 숨이 점점 가빠지기 시작했다.

• 폐에서 쇠맛이 나…

잠시 숨이라도 고르고 싶었지만 그 순간 문이 열리고 할머니께서 나오셨다. '어쩔 수 없네… 괜히 기다리시게 하지 말고 얼른 검사하고 돌아가자'라고 생각하는 순간 할머니께서 말씀하셨다.

"지금 집에 우리 할아버지도 있는데 같이 검사해주면 안 돼요?"

대구에서 일하는 동안 검체채취에 대한 지침은 계속해서 바뀌었고, 그 당시의 지침은 '동거하는 사람이 채취 대상 명단에는 없는데 신천지 교인인 경우 같이 검사해라'였다. 내가 들고 온 검체채취용 면봉은 단 한 세트 뿐이었다. 한 사람을 더 검사하기 위해서는 면봉이 한 세트 더 필요했다.

그 말인즉슨, 1층에 있는 차에서 면봉을 더 공수해와야 한다는 뜻이고, N95와 레벨D착장으로 5층까지 계단을 한 번 더 오르락내리락해야 한다는 뜻이다. 이제 내 관심사는 오로지 하나. 할아버지가 신천지 교인인지, 아닌지였다.

할아버지가 신천지 교인이 아닐 경우 검체채취의 대상자가 아니며, 5층까지 방호복을 입고 다시 오르락내리락하는 불상사가 생기지 않을 수도 있다. 일말의 기대감을 안고 할머니에게 조심스레 말을 꺼냈다.

"할아버지도 신천지 교인이세요? (제발 아니시길 바라요)"
"예, 그날 예배도 같이 갔다 오고 했어요."

아무 말 없이 면봉을 챙기러 내려간 뒤, 다시 올라와 검체를 채취하고 차로 복귀했다. 겨울 날씨에도 불구하고 온몸은 땀범벅이 되었고, 폐에서 쇠맛이 올라오는 듯했다. 방문하기 전, 전화로 "혹시 같이 사는 분이 계신가요?"라고 미리 물어봤으면 하지 않았을 생고생이었다. 하지만 그 누구를 탓하리, 내 실수로 인해 빚어진 일인 것을. 세세한 역학조사의 중요성에 대해, 그렇지 않았어도 될 격한 방식으로 교훈을 배운 날이었다.

시간이 지나며 더 많은 공보의들이 대구로 파견을 오게 됐다. 인력이 더 많아진 만큼 중간휴일도 보장받을 수 있게 됐다. 멀미가 심한 편이 아닌데도 하루종일 차를 타고 이동하면서 방호복을 계속 갈아입다 보면 몸은 녹초가 됐다. 그렇게 나는, 휴일을 맞아 숙소 방에서 축 늘어져 휴식을 취했다.

• 동료의 확진

어느 정도 잠을 잔 걸까, 계속해서 울리는 휴대폰 진동 소리에 눈이 떠졌다. 진동은 같은 보건소에서 일하는 대구파견 공보의 메시지방에서 온 것이었다. 시간은 오후 8시경, 이미 밖은 어두컴컴하다.

지난번에도 꽝 당첨과 함께 하루아침에 대구로 보내진 나였다. '이 시간에 또 무슨 일이지?'라는 의문을 뒤로한 채 서둘러 휴대폰을 열어 메시지방을 확인했다. 그러자 눈에 보이는 청천벽력같은 소식.

"같이 일하는 간호사 한 분이 확진 판정을 받았습니다. 지금 당장 보건소로 와주세요."

내심 불안했지만 애써 외면하고 있던 생각이 현실이 되었다. 내가 근무하던 보건소에서는 의료진이 모두 같은 휴식 공간을 썼으며, 그곳에서 마스크를 벗고 이야기를 나누거나 음식을 먹기도 했다. 날이 춥다고 환기를 자주 하지도 않았으며, 부피 자체도 협소한 편이었다. 불안했지만, 하루 종일 감염병과 싸우다가 유일하게 마음 놓고 쉴 수 있는 공간은 그곳뿐이었다.

때문에 '이 사람들은 그래도 다 의료인이고 방호복을 입고 일하니까 괜찮겠지…'라며 위험성에 대해 외면했다. 다른 근무처에서 한 공보의가 확진 판정을 받은 응급구조사와 같이 일하다 밀접접촉자로 분류돼 격리당한 일이 있다고 들었다. 이러한 일이 이제 우리에게도 일어날 수 있게 된 것이었다.

'혹시 나도…?'라는 걱정만이 계속해서 머릿속을 가득 채웠다. 괜히 목이 간질간질하고 열감이 느껴지는 것 같은 기분 또한 들었다.

그렇게 아닌 밤중에 홍두깨처럼 찾아온 동료의 확진 소식에 늦은 밤, 보건소로 향했다. 입구에 서 있는, 평소 늘 보던 구급차들이 갑자기 낯설고 무섭게 느껴졌다. 건물 내부엔 불이 켜져 있었지만, 어떠한 인기척도 느껴지지 않고 쥐죽은 듯 조용했다.

속으로 '나는 아니겠지…'라는 생각을 하면서도 내가 처해 있는 상황이 꿈과 같이 비현실적으로 느껴졌다. 그렇게 우물쭈물 보건소 건물 안으로 들어갔고, 모두가 다 모인 뒤 현 상황에 대한 이야기가 오고 갔다.

"같이 일하던 간호사 선생님이 유감스럽게 확진 판정을 받았고, 시 역학조사관들은 같은 숙소를 쓰는 다른 간호사 분들이나 같이 선별진료소에서 일했던 ○○○선생님을 밀접접촉자로 분류해 이분들 대상으로 검사를 하라고 했습니다."

"그런데 역학조사관들이 아직 의료진 전부가 같이 쓰는 휴식공간의 존재를 모르는 상태이기 때문에 혹시나 일이 커지기 전에 모인 김에 모든 의료진 분들이 검사를 받는 게 더 좋을 것 같습니다."

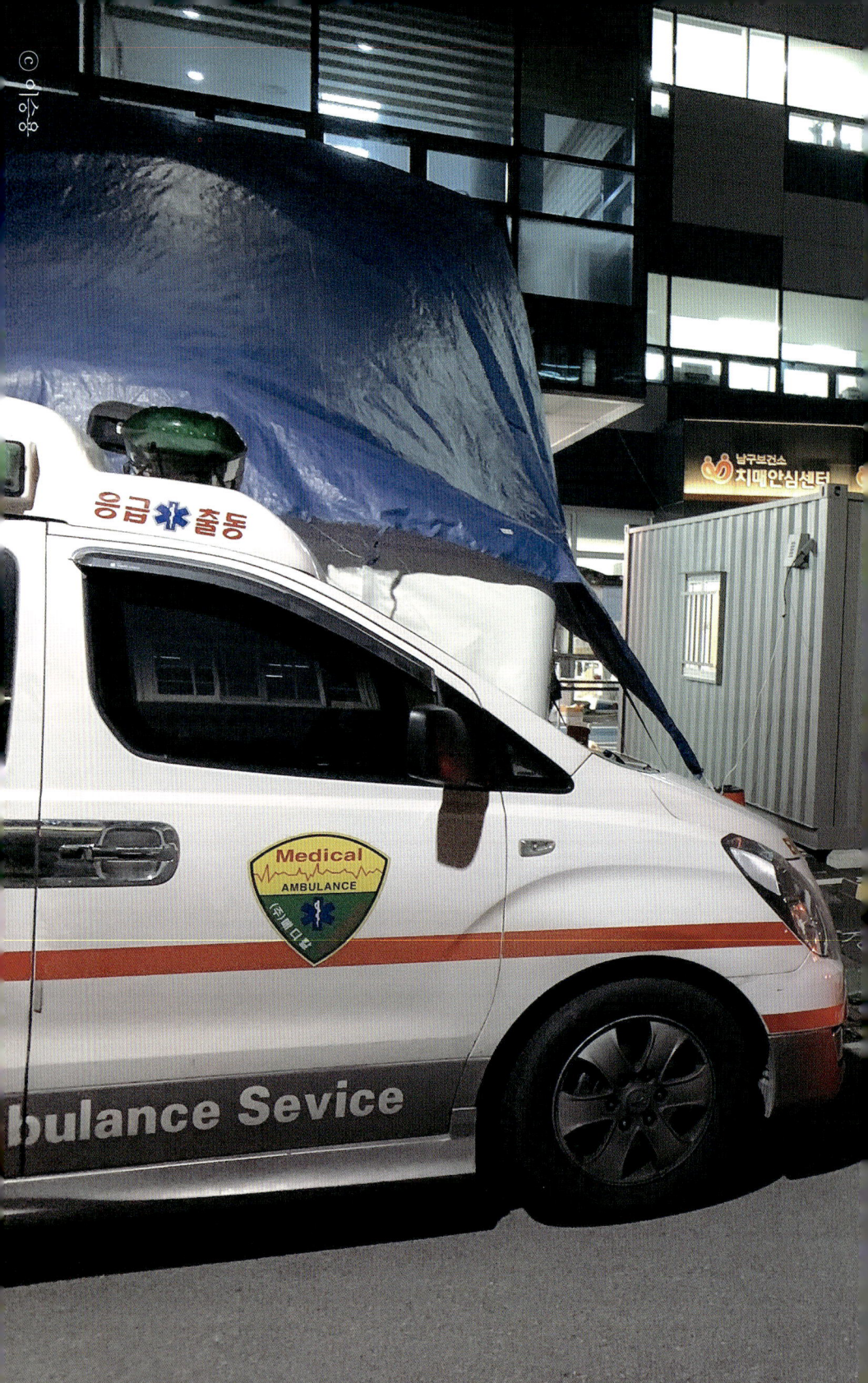

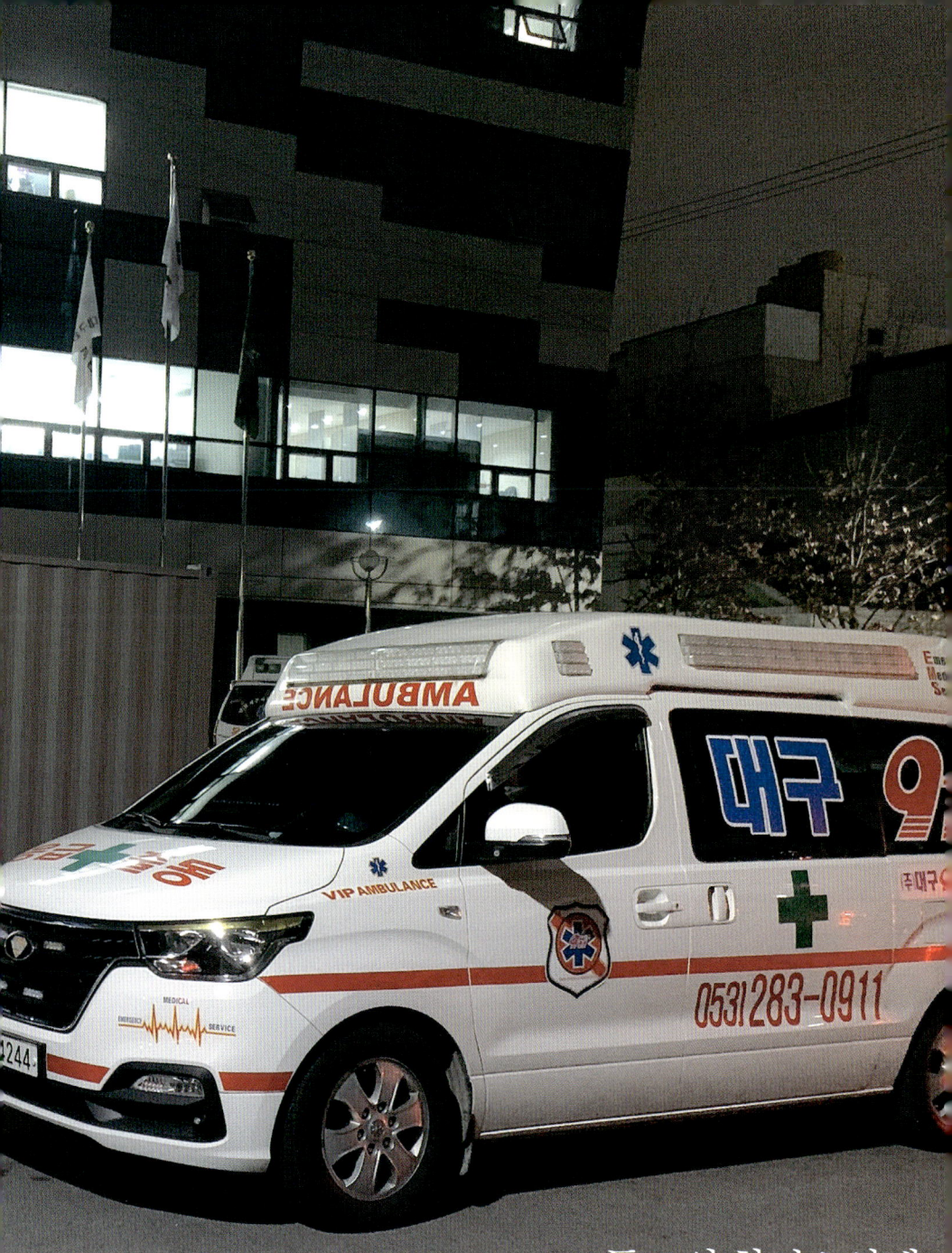

동료의 확진소식에
보건소 입구에 서 있는, 평소 늘 보던 구급차들이
갑자기 낯설고 무섭게 느껴졌다.

• 검사를 받는 입장

그렇게 의료진 전원이 검사를 받는 것으로 정해졌다. 다음 문제는 누가 검체를 채취할지 여부였다. 제비뽑기를 통해 나를 비롯한 몇몇 사람들이 뽑혔다. 방호복으로 환복 후 선별진료소 천막 안으로 들어갔다. 바로 오늘 몇 시간 전까지만 해도 검체를 채취하던 사람들이, 역으로 초조해하며 검사를 받으려고 줄을 서 있는 모습은 분위기에 맞지 않게 우스꽝스러웠다.

거의 모든 사람의 검체채취가 끝나갈 무렵, 다음 순번의 공보의 선생님과 교대하여 이제 내가 검사를 받을 차례가 됐다. 그렇게 처음으로 방호복이 아닌 평상복 차림으로 선별진료소 천막 안에 입장했다. 고글과 페이스 실드를 벗고 맨눈으로 본 선별진료소 안의 모습은 평소와 무언가가 달라 보였다. 천막 자체의 붉은색으로 인해 사방이 핏빛으로 보이며 내 자신이 압도가 되는 느낌마저 받을 정도였다.

'이 안은 바로 직전까지도 사람들이 검사를 받으며 기침을 했던 공간이다'라는 생각에 숨을 쉬는 것조차 조금 꺼림칙한 기분이 들었다.

"아— 해보세요."라는 말과 함께 입안으로 굵은 면봉이 들어왔다. 면봉은 편도를 자극 했다. 구역질이 났다. 뒤이어 "고개 들어 보세요."라는 말과 함께 콧속으로도 면봉이 들어왔다.

아프다기보다는, 생에 처음 느껴보는 이질적인 감각이었 다. 그렇게 모든 사람이 검사를 받은 뒤, 서로 "아닐 거예요."라는 격려를 건네며 우리는 헤어졌다. 아닐 것이라고 생각하는 것인가, 아니면 아닐 것이라고 생각하고 싶은 것일까? 찝찝한 기분으로 보건소를 떠나 숙소로 발걸음을 옮겼다.

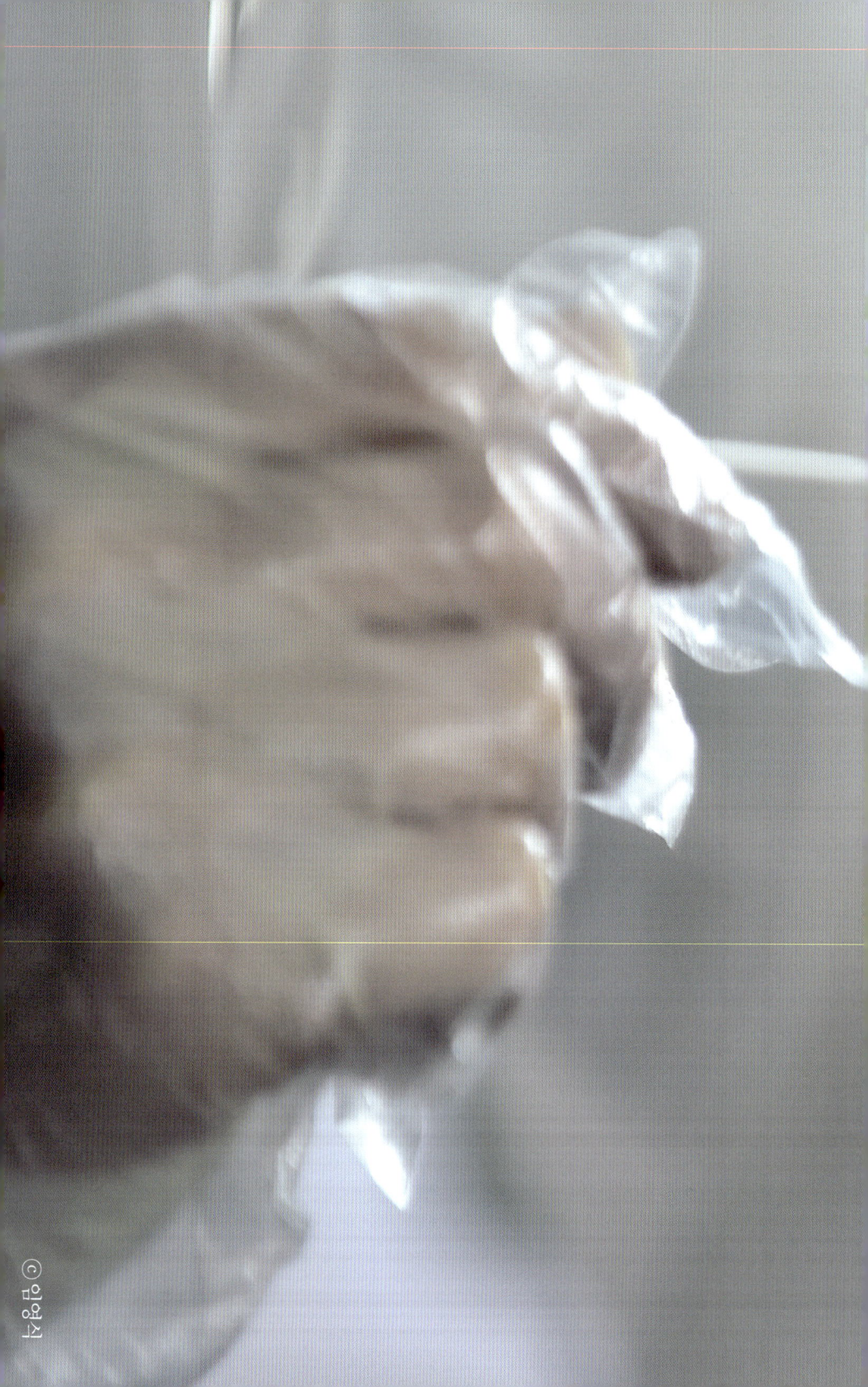

"아~ 해보세요."
라는 말과 함께 입안으로 굵은 면봉이 들어왔다.
면봉은 편도를 자극했다. 구역질이 났다. 뒤이어

"고개 들어 보세요."
라는 말과 함께 콧속으로도 면봉이 들어왔다.

아프다기보다는,
생에 처음 느껴보는 이질적인 감각이었다.
그렇게 모든 사람이 검사를 받은 뒤, 서로

"아닐 거예요."
라는 격려를 건네며 우리는 헤어졌다.

아닐 것이라고 생각하는 것인가,
아니면 아닐 것이라고 생각하고 싶은 것일까?

찝찝한 기분으로 보건소를 떠나
숙소로 발걸음을 옮겼다.

• 전원 음성의 찝찝함

하루 동안 있었던 일이 스트레스였는지 밤새 뒤척이다 늦은 새벽에서야 잠에 들었고 다음 날 정오가 넘어서야 일어났다. 검사를 받은 대상자는 검사결과가 나오기 전까지는 격리를 해야 했기 때문에 검사 다음 날엔 일하러 나가지는 않았다. 휴일 아닌 휴일이었던 셈이다. 잠에서 덜 깬 채로 핸드폰을 붙잡고 검사결과에 대한 연락만 기다리던 도중 의료진 메시지방에 기다리고 기다리던 메시지 한 줄이 보내졌다.

"검사 결과 전원 음성입니다. 보건소 측에서 회의할 것이 있다고 모두 모여달라고 했습니다."

안도의 한숨을 내쉬었다. 하지만 마음의 짐을 모두 다 내려놓을 수 있는 상황은 아니었다.

어제 받은 검사 결과가 음성이라고 하더라도, 이미 감염이 됐지만 잠복기인 상태일 수도 있었다. 그렇게 덜어낼 수 없는 찝찝함을 안고, 회의를 위해 해가 저물어가는 오후에 보건소로 발걸음을 옮겼다.

약속했던 장소에 도착했다. 북적북적했다. 하지만 쥐죽은 듯이 조용했다. 모두가 알고 있는 것이었다. 어제 받은 검사 결과가 음성이라고 하더라도 아직은 모른다는 것을. 혹시 내가 감염이 된 상태라면 떠들면서 튄 비말로 인해 또 다른 누군가를 감염시킬 수도 있다는 것을. 그렇게 조용히 앉아 기다리고 있으니 잠시 후, 보건소 직원분이 들어와 이야기를 시작했다.

"어제 의료진과 보건소 직원을 포함해 모두가 검사를 받았고 결과는 전원 음성입니다. 하지만 잠복기에 대한 가능성을 완전히 배제할 수는 없다고 생각합니다. 자신이 생각하기에 감염됐을 가능성이 높아 보이거나, 더이상 이곳에서 근무하는 것이 위험하다고 생각하는 분들은 오늘부로 원래 근무지로 돌아가도 된다고 합니다."

"여러분 대부분이 파견이 끝나고 어차피 자가격리를 받는 것으로 알고 있습니다. 지금 원래 근무지로 돌아가신다면 확진자와 접촉한 것으로 분류되어 2주간 자가격리를 하셔야 합니다."

• 자진반납한 귀가

첫날부터 시작해서 지금까지 쭉, 오늘 이곳에 회의하러 들어오기 전까지만 해도 계속해서 듣고 싶던 "돌아가도 좋다."라는 말, 막상 들으니 썩 기분이 좋지는 않았다. 대구로 파견을 오기 전 생각했던, 근무를 마치고 돌아간 뒤의 내 모습은 이런 느낌이 아니었다.

이왕 이렇게 오게 된 것, 제 할 일을 열심히 다 하고 무사히 돌아가 주위 사람들에게 "수고했다."라는 말 한마디라도 듣는 것을 기대했다. 또 이 기대가 지금까지의 파견 기간을 버틸 수 있게 해준 위안이자 원동력이었다. 그런데 지금 이렇게 갑자기 돌아가라고? 이건 패잔병의 모습이 아닌가 하는 생각마저 들었다.

하지만 나는 의료인이다. 이곳에서 계속해서 일한다면 남은 기간 더 많은 환자들을 접하게 될 것이다. 나중에 알고 보니 내가 코로나19에 감염된 사태여서 나에게 진료를 받은 사람들에게 바이러스를 퍼뜨린다면? 같이 일하던 간호사가 코로나19에 감염된 것처럼 나 또한 지금은 괜찮지만 남은 기간 동안 코로나19에 걸리게 된다면?

무작정 남겠다고 하는 것보다는 나의 몸 상태 및 현재 내가 일하는 환경의 안전성에 대해 이성적으로 판단할 필요가 있었다.

나는 식사를 혼자 따로 하는 편이었으며 잠깐잠깐 쉴 때에도 항상 마스크를 착용하고 있었다. 내 주변 물건을 만질 때는 항상 손소독제로 손을 씻었으며 지금 그 어떠한 아픈 곳도 없다. 그리고 확진판정을 받은 간호사와 딱히 엮인 일도 없었으며 근처에 다가간 적조차 없었다. 그래서 결론적으로, 나는 아닐 것이라고 판단한 뒤 대구에 남아 맡은 일을 마저 다 하고 돌아가는 것으로 결정했다.

그렇게 집에 가고 싶다고 노래를 불렀는데, 막상 기회를 주니까 차버린 듯한 느낌이 들어 기분이 싱숭생숭했다. 신기하게도, 틈만 나면 집에 가고 싶다고 말하던 다른 의료진들도 거의 대부분 마저 남아서 일하겠다는 선택을 했다. 저마다 이유는 달라도 뜻은 하나로 모인 셈이었다.

그렇게 회의가 끝나고, 확진판정을 받은 간호사와 조금 더 가까이 지냈던 몇몇 사람들은 오늘부로 돌아가겠다는 의사 표명을 하고 자리를 떠났다. 간단한 작별인사를 하고 보건소 건물을 나서며 선별진료소 천막의 모습이 눈에 밟혔다.

천막을 보며 바로 며칠 전까지 항상 저 근처에 계시며 열심히 일하시던, 확진판정을 받은 간호사 선생님의 모습이 떠올랐다. 마주칠 일이 별로 없어 "수고하셨습니다."라는 말 한마디도 건네지 못한 게 갑자기 아쉬워졌다. 그저 무사히 쾌차하시기만을 바랄 뿐이다.

- '한국사람들'

근 며칠간 벌어졌던 난리통이 마치 없었던 일인 것처럼 다시 원래대로의 일과가 시작됐다. 하지만 평소와는 다르게 기분이 조금 들떴다. 2주 동안 대구 방방곡곡을 누비고 다닌 보람이 있었는지 방문 검체채취 업무가 거의 다 끝나 오늘이 마지막이라는 언질을 미리 들었기 때문이다.

아무래도 장시간 차 안에 타고 있어야 하고 방호복을 계속해서 갈아입어야 하는 방문 검체채취 업무가 선별진료소 일보다는 개인적으로 조금 더 힘든 편이었다. '이 고생도 오늘이면 끝이다!'라는 생각에 더욱 씩씩하게 보건소를 나서 차에 올라탔다.

정신없이 돌아다니다 보니 어느덧 12시가 넘어 점심시간이 됐다. 보건소로 바로 복귀할까 고민하다가 근처에 명단에 있는 집이 있어 마지막으로 한 곳만 더 들르고 돌아가기로 정했다. 곧 있으면 점심시간이라는 마음에 기쁘게 다음 방문 예정인 사람에게 전화를 걸었다.

"안녕하세요 보건소에서 전화하는데요, 오늘 코로나19 검사 있는 거 들으셨죠? 지금 찾아갈게요."

"네, 몇 분 정도 걸려요?"

"10분 내로 갈 거고요, 혹시 주민등록번호가 어떻게 되세요?"

"#@$%^&*&%^$%#$@%$^%"

그런데 전화기를 넘어 들려온 13자리의 번호는 익숙한 형태의 것이 아닐 뿐더러 발음이 어눌해 제대로 알아들을 수 없었다. '이게 뭐지…' 하면서 같이 고민하다가 그냥 직접 신분증을 보기로 하고 신분증을 챙겨 오시도록 말씀드린 뒤 검체를 채취할 예정인 집으로 향하였다. 면봉을 챙겨 차에서 내린 뒤 검체를 채취하러 들어가기 전 노크를 했다.

그러자 한 할아버지가 문을 열어주시더니 내 모습을 보고 다짜고짜 마스크를 내리고 말을 하시려고 했다. 전화를 통해 이미 "검사받을 때 말씀 하시면 안 돼요."라고 전달을 했는데 다소 어이가 없는 상황이었다.

"할아버지 마스크 내리지 마세요. 말씀하시면 안 돼요."

강하게 만류해 마스크를 벗는 것만은 막을 수 있었지만 이미 하고있는 말을 막을 수 있는 수단은 없었다. 조금은 짜증이 나려고 하는 순간, 할아버지가 뱉은 말이 그제서야 내 귀에 들어왔다.

"한국사람들이 지금 우리 신천지 사람들을 지금 계속 차별하고 욕을 하잖아. 선생님."

'한국사람'이라는, 우리나라 사람끼리 서로를 지칭하는 용도로는 잘 쓰지 않는 단어를 듣고, 의아한 마음에 신분증을 보여 달라고 말씀드렸다. 그러자 지갑에서 '외국인등록증'이라고 쓰인 낯선 파란색 카드가 나와 내 손에 건네졌다. 그제야 익숙하지 않은 형태의 주민등록번호와 다소 어눌한 발음이 이해가 가기 시작했다. 할아버지는 조선족이셨던 것이다.

검사를 하기 위해 협조를 부탁해도 할아버지는 계속해서 화를 내셨다. 솔직히 말해 왜 내가 갑자기 이런 넋두리를 듣고 있는 건지 전혀 납득이 가질 않았다. 하지만 이대로 가다가는 검사를 하지 못할 것이 분명했다. 또 이 분노가 나를 향한 것이 아님 또한 알고 있었다.

그래서 일단은 "그렇죠, 그건 그 사람들이 나쁜 거고 일단 검사부터 받으시면 좋을 것 같아요."라는 식으로 설득하려고 시도했다. 하지만 할아버지의 화는 쉽게 가라앉을 기미가 보이지 않았다.

"나는 지금 양치도 매번 깨끗이 하고 손도 잘 닦는데 왜 사람을 병균 취급하는 거냐고요."

"……."

될 대로 되라는 식으로 포기하고, 할아버지의 말에 수긍한다는 신호로 계속해서 고개를 끄덕였다. 2~3분 정도가 지난 뒤 할아버지는 그제야 화가 풀리신 것인지 조용히 검사를 받으셨다.

퇴근한 뒤, 찝찝한 기분에 낮에 있었던 일에 대해 다시금 생각을 해보게 됐다. 처음에는 그저 그 할아버지가 곱게 보이지 않을 뿐이었다. 분명히 검체를 채취하러 가기 전 "말을 하면 침이 튀어 의료진이 위험할 수 있으니 말 하는걸 삼가 달라."라고 전했음에도 불구하고 이를 방해한 것이나 마찬가지이니 말이다.

'혹시 그 할아버지가 확진자면 어떡하지…'라는 걱정을 하며 휴대폰으로 웹서핑을 하던 중, 포털사이트의 메인에 떠 있는 기사가 우연히 눈에 들어왔다. 정치인들이 코로나19 확산이 신천지 책임이니, 조선족 책임이니 하며 서로 책임을 묻는 내용이었다.

오늘 있었던 일은 1차적으로는 물론 그 할아버지의 잘못이다. 분명히 사전에 전화를 통해 검체 채취 과정 중에 유의해야 할 사항에 대해 전달했음에도 불구하고 이를 지키지 않았다. 만약 이로 인해 내가 감염이 됐다면, 솔직히 말해 난 그 할아버지가 미웠을 것이다.

하지만 할아버지를 분노케 한, 할아버지가 아무런 일면식도 없는 나에게 넋두리를 하게 한 그 근본적인 원인은 무엇이었을까? 그렇게 이런저런 생각을 하다가 잠에 들었다.

• 확진 부부의 갓난아기

대구에서의 마지막 근무 날이 찾아왔다. 선별진료소 근무차례다. 선별진료소도 초창기에 계속해서 붐볐던 것과 달리 2주 정도가 지나니 오후에는 어느 정도 한산한 편이었다. 의자에 앉아 꾸벅꾸벅 졸고 있었는데, 갑자기 밖에서 웅성대는 소리가 들렸다. 이윽고 아직 돌도 안 지나 보이는 아기를 안고 젊은 부부가 같이 선별진료소 천막 안으로 들어왔다.

무슨 일인가 싶어 사정을 물어봤다. 이윽고 부부가 모두 신천지 교인이고 확진 판정을 받아 병원으로 이송되기를 기다리던 중, 혹시 아기도 코로나19에 감염되지는 않았는지 검사를 받기 위해 찾아왔다는 대답을 들었다.

여태 내가 접촉했던 건 '확진자일지도 모르는 사람'들이었지 실제 확진자가 아니었다. 즉, 실제 확진자와 접촉을 하는 것은 그 당시엔 처음 있는 일이었다. 잠이 확 달아나는 순간이었다. 긴장의 끈을 조이고 뭘 해야 할지 차근차근 생각해봤다. 일단 역학조사부터 시행해야 했다.

하지만 갓난아기가 직접 말을 할 수는 없고, 때문에 아기의 부모님이 대신해서 물어보는 질문에 대답을 해줘야 했다. 그런데 갓난아기의 부모님은 이미 확진자였다. 비말은 기침이 아닌, 말을 하는 와중에도 튀어나올 수 있다. 더군다나 확진자가 직접 말을 하는 것이니, 감염에 대한 위험성은 커질 수밖에 없었다.

곰곰이 생각해봤다. 나는 어차피 검체를 채취하기 위해서 무조건 그들과 접촉을 해야 했다. 때문에 조금이나마 접촉자를 줄이기 위해 원래 역학조사를 해주시던 간호사 선생님들의 일을 내가 떠맡게 됐고, 그렇게 천막 안에는 나와 확진자 부부, 그리고 갓난아기만이 남아있게 됐다.

그렇게 쓸쓸한 역학조사를 끝내고, 검체를 채취할 차례였다. 고개를 돌리면 다칠 수 있으니 어머니께 아기 고개를 제대로 고정시켜 달라고 부탁을 드렸다. 면봉을 꺼내 아기의 콧구멍을 찔렀다. 어머니, 아버지 둘 다 눈을 질끈 감고 계신다. 아기는 이내 울음을 터뜨렸지만, 검체채취는 잘 끝났다. 젊은 어머니가 나에게 물었다.

"(우리) 아기는 아니겠죠?"

나는 뭐라고 섣불리 대답할 수 없었다. 위로의 말을 건네기에는, 나는 아직 누군가의 부모가 아니며 어리기 그지없었다.

• 대구 시민들의 선물

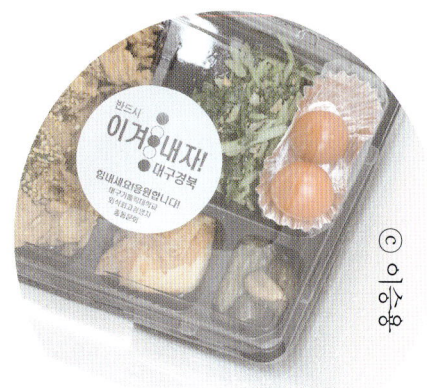

그렇게 몇몇 환자를 더 진료한 뒤, 나의 대구에서의 마지막 근무가 드디어 끝났다. 천막 밖으로 나와 방호복을 벗어 던졌다. 바깥공기가 시원하다 못해 상쾌하게 느껴졌다. 홀가분하면서도 시원섭섭한 기분이었다.

다른 의료진들에게 작별인사를 하려고 휴게실에 들어가니 수고했다는 말과 함께 점심 때 미처 먹지 못한 도시락과 간식거리들을 건네받았다. 커다란 선물들은 아니었다. 하지만 그 따뜻함이 살갗에 전해지는 느낌이었다.

나는 솔직히 원해서 대구에 온 것은 아니었다. 하지만 이것 하나만큼은 말할 수 있다. 적어도 나는, 매사에 진심이었다. 나는 2주 동안 누구를 위해, 무엇을 위해 위험을 무릅쓰고 힘들게 일한 것일까? 지금 시점에서는 그 누구에게도 이 질문에 대한 대답은 들을 수 없다. 조만간 대구가 예전대로의 활기찬 모습을 보여주며 그 대답을 대신하길 바라며, 2주 동안 코로나19와 사투를 벌였던 장소에서 등을 돌린다.

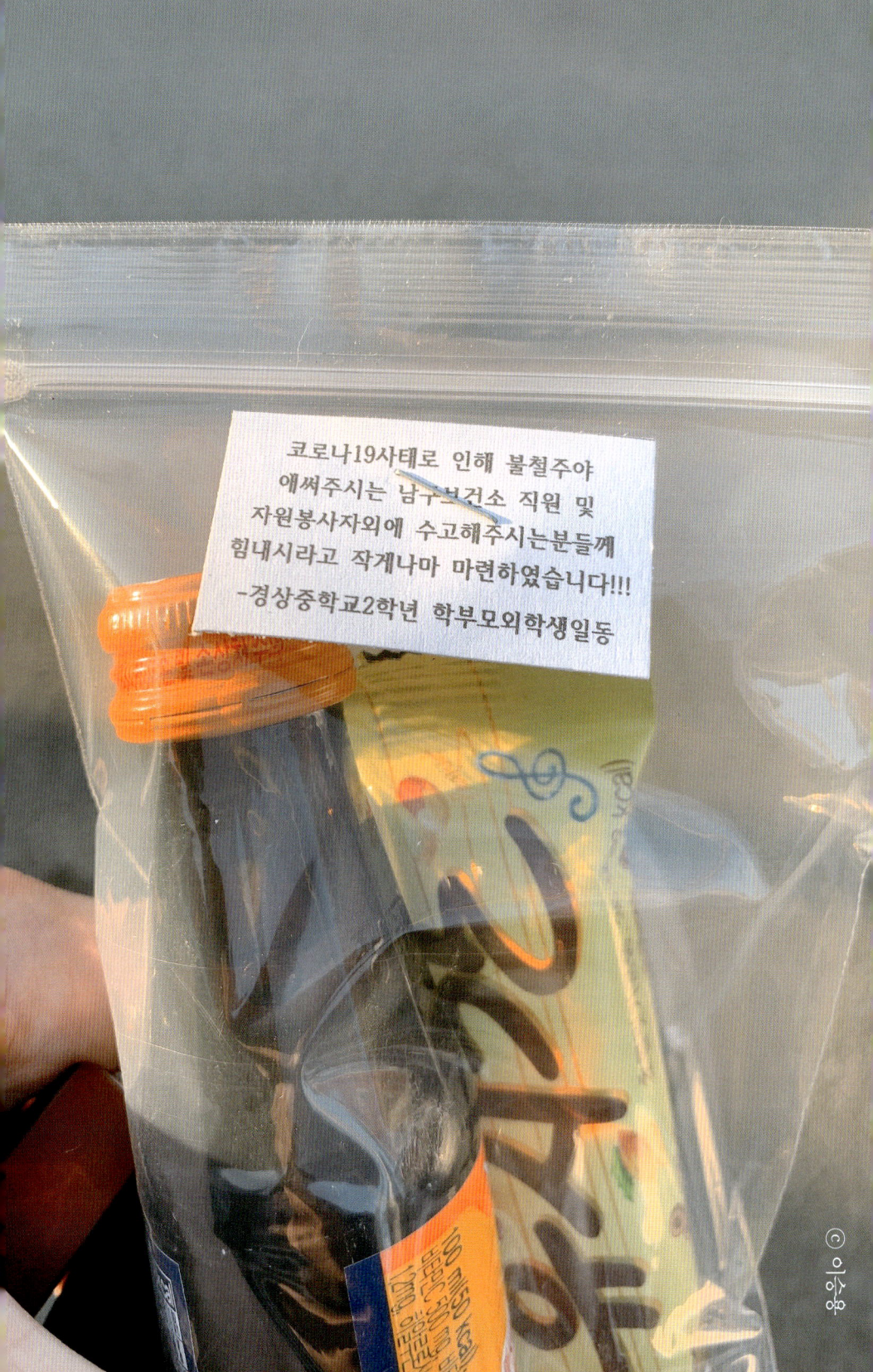

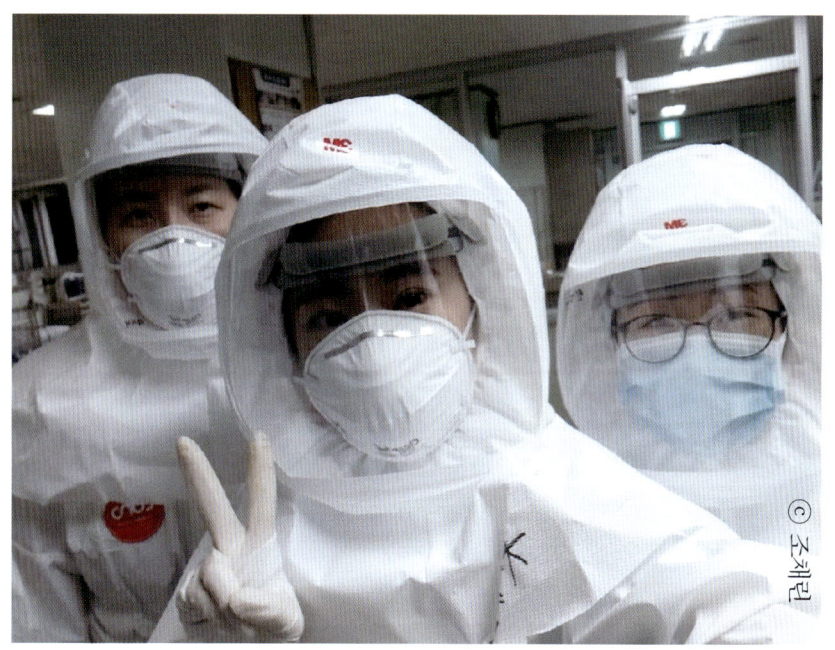

조채린

영진전문대학교 간호학과를 2014년 졸업하고 현재 대구 계명대 동산병원 91병동에 근무 중이다. 임상 7년차 간호사로서 긴장의 끈을 놓지 않고 배움의 자세를 잊지 않으려 노력하고 있다. 2020년 코로나19 대응 거점병원으로 지정된 대구동산병원에 파견되어 근무했다.

어느 간호사 이야기

- 생소한 진동 소리
- 자원자 모집
- 무서워, 하지만
- 엄마의 눈물
- 동산병원 병동
- 레벨D를 도와줘
- 얼린 생수병
- 장례식장의 쪽잠
- 똑같은 환자일 뿐
- 속속 도착하는 자원의료진
- 진짜 기계 앞에서
- 제발로 걸어온 중환자
- 여기서 좀 꺼내줘요
- 떠난 환자가 남긴 것
- 천식 진단을 받다
- 연대감
- 또 자원할 것 같아요
- 수고하신, 모든

• 생소한 진동소리

퇴근 후 시간이 남으면 공원을 걷는 것이 힘든 직장 스트레스를 풀어줄 수 있는 나만의 방법 중 하나였다. 아무리 힘든 근무를 마치고 집에 오더라도 강과 다리가 연결된 도심 속 공원을 걷고 있노라면 자연과 하나 된 느낌과 따스하게 얼굴 결에 닿는 햇빛에 기분이 차분해지는 느낌이 너무나 좋아서 야근이 아닌 날은 종종 걷고는 했었다.

그러던 2월 주간 근무 중에 주머니에서 '윙윙' 울리는 진동에 놀라서 스마트폰을 꺼내 보았다. 근무 중 업무 외 연락을 취하는 건 나의 직업관에 위배되는 것 같아 평소에는 무음으로 돌려놓는 터라 진동이 울리는 것에 생소했다.

'긴급재난문자, 코로나19 바이러스에 유의하세요.' 라는 대구시에서 보내는 긴급재난문자였다. 당시 세계 동태나 뉴스에 큰 관심이 없었고 코로나19 바이러스가 생활 속에 와 닿지 않았던 상황이라 "선생님, 코로나19 바이러스가 뭐에요? 새로운 감기바이러스인가요?" 하고 대수롭지 않게 생각하며 넘겼었다.

그런데 2주 뒤, 어느 순간 코로나19 확진자들이 뉴스에 심심찮게 나타나더니 곧 '신천지'라는 들어본 적 없는 종교와 함께 중국 우한에서 시작되었다는 바이러스가 내 생활 속으로 스며들어왔다.

매일매일 확진자 수는 급격히 늘어나고 급기야 그 바이러스에 대한 괴소문이 돌기 시작했다. 얼마 지나지 않아 잘못된 정보와 지식들이 홍수처럼 늘어나면서 그 당시 나는 멍했던 것 같다. 우한에서 발생한 바이러스가 '그렇게 독한 바이러스야? 감기 같은 것이 아닌가?'라는 생각이 우선이었다. 이러한 전염병이 내 삶에 큰 영향을 미치리라고는 전혀 생각지 못했기 때문이다.

• **자원자 모집**

그러던 중 어느 날 직장에서 주간 근무 중에 수간호사 선생님의 얘기를 듣고 정신이 번쩍 들었다. '동산동에 있는 동산병원이 코로나19 거점병원으로 지정되었기에 근무할 지원자를 신청받을 예정이야. 관심 있으면 부서장에게 개인적으로 연락주렴.'

이 얘기를 들을 때까지만 해도 설마 하는 생각뿐이었고 그냥 지나가는 독감 같은 것이라고 여겼다. 그러나 시간이 지나며 하루 확진자가 기하급수적으로 수백 명, 그것도 대구·경북지역을 중심으로 증가하기 시작했다.

급기야 방송에서는 '의료진이 부족하다'며 자원봉사자들을 모집하는 상황이 되었다. 이에 따라 대구 시내 의료진들도 각각 종합병원에서 의료진들을 몇명씩 자원을 하겠다는 상황이 되었고 거점병원이 되었던 대구동산병원도 바빠지게 되었다.

대구시에는 동산병원이 두 곳에 있다
계명대동산병원(성서동), 대구동산병원(동산동)

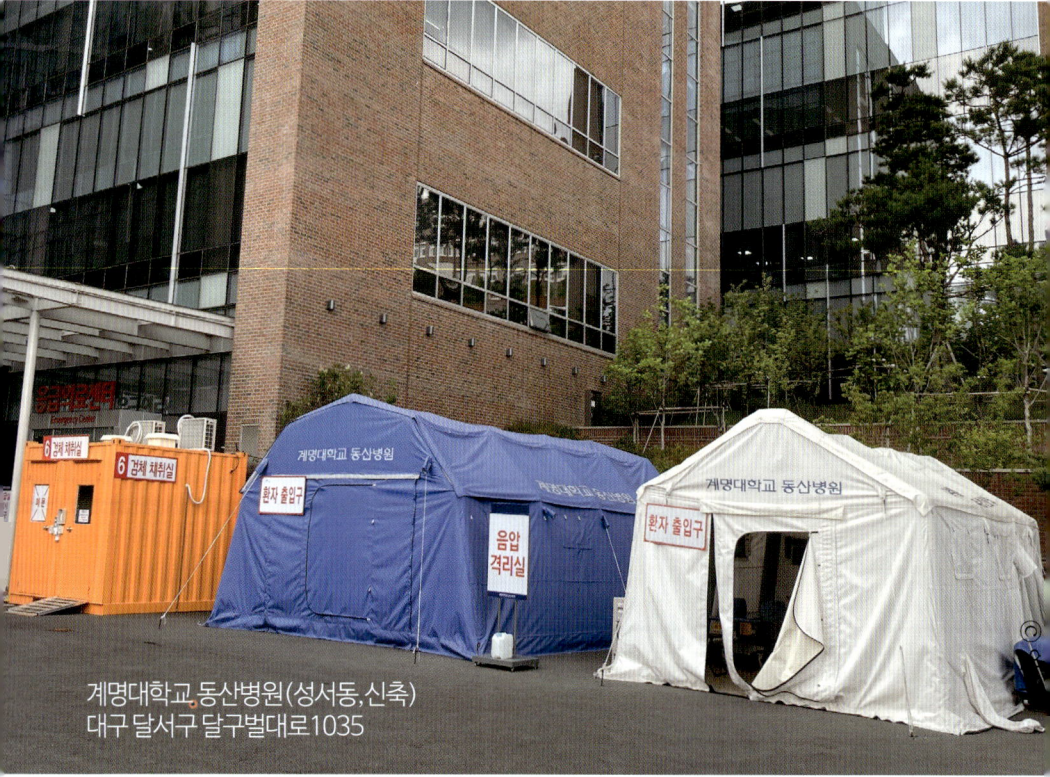

계명대학교 동산병원(성서동, 신축)
대구 달서구 달구벌대로1035

성서동 동산병원의 수간호사 선생님들과 책임간호사 등 고연차 선생님들께서 사명감으로 주말을 반납하고 거점병원으로 열리게 될 동산동 '대구동산병원'으로 출근해서 청소 및 병동 오픈 준비에 힘을 쓰셨고, 평간호사인 우리는 그분들의 헌신을 보며 컨디션을 조절하고 추후 상황을 지켜보게 되었다. 그제야 '아! 코로나19라는 게 그냥 스쳐 지나가는 독감 같은 것이 아니었구나.' 하는 경각심이 들었다.

하지만 그때까지도 '내가 나서지 않아도 인력난이 언젠가 해결이 되지 않을까?'라는 생각이 들어 코로나19 대응을 위한 파견에 자원할 뜻이 선뜻 서지 않았었다. 부모님 또한 '코로나19는 위험한데 굳이 위험한 일을 할 필요가 없지 않겠니? 너는 위험하지 않는 곳에서 근무하는 거지?' 하고 은연중에 걱정을 비추셨기에 나이가 있으신 부모님과 가족을 위해서라도 나서지 않아야겠다고 생각이 들었었다.

• 무서워, 하지만

그러던 어느날 졸업하고 지역 보건소에서 근무 중인 동기와 얘기를 나누게 되었다.

"하루종일 땀흘리면서 일하는데 너무 힘들고 끝이 보이지 않는 거 같아. 신천지 아니라고 하더니 갑자기 신천지라고 하고! 그래서 그 사람과 접촉한 직원들이 갑자기 격리되어서 줄어드는 상황이야. 분명 주말이 없이 일하는 거 같은데, 매일매일 확진자들은 느는 것 같아. 너희들은 병원에서 나오지마. 지금 밖은 너무 위험해. 진짜 야근까지 하면서 퇴근하면 집에 와서 쓰러져서 잠드는 거 같아. 거짓말 안 하고 딱 하루만 편하게 쉬면 좋겠어."

"너는 가족이랑 네가 걱정이 되지 않아?"

"무섭지! 무서운데 우리가 안 하면 더 큰 일로 번지는 게 더 걱정이야. 또 퇴근하고 가족들 안 본 지 꽤 됐어! 깨끗이 씻고 가족에게 피해 안 가도록 노력 중인 걸. 어쩔 수 없잖아. 국가적으로 문제인데."

순간 '지금 상황이 국가적으로 재난 시기인데 나만 생각했구나' 싶어 부끄러움이 들었다. 동기도 나처럼 가족을 걱정하고 본인의 걱정이 되고 무서울 텐데, 내가 이기적이었다는 생각이 들었다. 동기의 애기를 들으며 나도 아픈 사람을 위해 간호사가 되었는데, 아픈 사람들을 위해서 근무하러 가야겠다는 생각이 들었다.

하지만 가족에 대한 걱정에 확신을 갖지 못하고 이러한 생각에 허우적대고 있을 즈음 '대구동산병원에 근무하러 갈 수 있겠니?' 하는 제안을 받았다.

내가 하지 않으면 나 대신 다른 동료근무자가 가게 될 거라는 생각과 지금도 현장에서 고생하는 그 동기생각이 동시에 들었다. 어쩌면 아무런 보호복 없이 근무하는 지금보다 오히려 그곳이 더 안전할 수도 있다는 생각에 '네!'라고 대답하고 대구동산병원으로 출근을 하게 되었다.

• 엄마의 눈물

내가 생각했던 '코로나19 거점병원'은 신천지교도들로 넘쳐서 쉬는 시간이나 병실에서 단체로 기도문을 낭독하며 신천지 교리를 환자들끼리 공부하는 등, 무서운 곳이었다. 코로나19를 직접적으로 접하지 않았기에 예전에 재난영화에서 봤던, 병약하게 건강을 잃어가는 환자들과 철저히 확진자들을 통제하는 의료인들만 상상하며 병원 문을 밟았는데 현실은 생각과는 조금 달랐다.

불과 몇 개월 전 근무했었기에 대구동산병원의 모습은 무엇보다 반가움으로 다가왔다. 비록 출입문 등은 꽁꽁 잠겨 통제되는 상황이었지만 동료들과 동고동락했던 근무지에 다시 돌아오니까 기분이 묘했다. 내가 동산동에 다시 돌아와 근무를 하는 날이 있을까 싶었는데, 코로나라는 특수 상황으로 이렇게 출근을 하게 된 것을 보면 '대구동산병원과는 인연이 이어져 있구나' 하는 생각이 들었다.

코로나19 대응 지역거점병원으로 지정된 대구동산병원으로 출근하기 전날, 어리숙한 내가 여러 선생님들은 걱정되셨나 보다. 처음 겪는 전염병에 혹시나 내가 방호복 입는 방법을 모를까 봐 걱정이 되셨는지 교육 영상을 추천도 해주시고

"굳이 너 혼자 떠안지 않아도 되니까 근무하다가 언제든 힘들면 힘들다고 말하고 다시 돌아오렴. 다들 돌아가면서 근무하면 돼."
"거기 있어도 쉬는 날 전화하면 같이 놀아줄게."
등등 여러 좋은 말씀을 해주셨다.

덕분에 당시 그 무엇과도 더할 수 없는 마음의 연료처럼 따뜻함이 채워졌다. 지금 생각해 보면 그분들 덕분에 힘들어도 그때의 따뜻한 말들이 생각나 쉽게 지치지 않았던 것 같다.

대구동산병원으로의 출근 전날 어머니는

"그래, 어쩔 수 없네. 건강하게 다니자, 딸."

체념하듯이 말씀하셨다. 하지만 그날 밤 살짝 열린 방문틈 사이로 어머니가 이모와 통화하시면서 눈물을 훔치는 것을 보게 되었다.

"아니 이 시국에 그 위험한 코로나19 병원에 자원해서 가겠다잖아. 너무 걱정이 되는데 말리지 못했어…."

'정신 진짜 똑바로 차려야겠구나, 내가 여러 사람들의 사랑을 받고 있구나.' 하는 생각에 마음이 포근했다. 덕분에 근무지로 향하는 나의 발걸음은 두렵고 겁이 나기보다는 힘찬 걸음이 될 수 있었던 것 같다.

● 동산병원 병동

확진자들이 입원해 있는 근무지와 구분하기 위해 의료진들은 별관 건물을 주로 이용했다. 처음 대구동산병원에 입원한 환자들은 경증의 환자들로 사회와 격리를 위해 입원 치료 중인 상태였다.

혹시나 중증의 상태로 병증이 진행되면 고농도의 산소치료를 받게 된다. 더욱 효율적인 치료관리와 일반 환자들에게로의 재감염 방지를 위한 중환자실 일고여덟 병상의 운영을 제외하고는 총 다섯 개의 병동으로 운영하고 있었다.

물론 수용 가능한 중환자의 수가 늘자 제2 중환자실과 생활치료시설 등을 추가로 운영했다. 당시엔 심각한 중환자는 대학병원급으로 전원을 시키고 경증의 환자들 위주로 입원하였기에 중환자실의 환자들은 대학병원으로 전원가기 전의 대기 상태가 많았고 숨을 가쁘게 쉬는, 자가 호흡에 무리가 있는 고농도의 산소치료를 받는 환자가 두세 명 있었다.

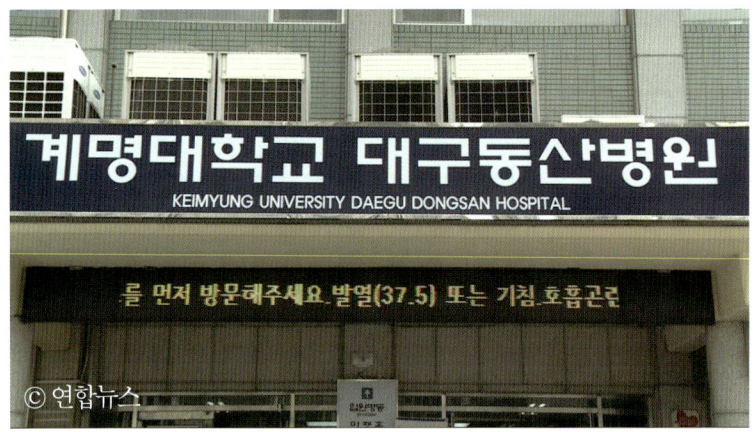

코로나19대응지역거점병원인 대구동산병원에 대한 언론보도 (2020.3.27.)

---

13 「대구동산병원 의료진에게 듣는 현재 상황」 연합뉴스. 2020.3.27.https://m.yna.co.kr/view/MYH20200303014100038

기본 업무는 대구동산병원의 시스템으로 운영이 되기에 전산을 잘 모르는 자원봉사자들을 위해 상황실을 운영하고 근무 시에 애로사항이나 도움이 필요할 때 필요 인력 및 물자를 조달하는 통제실을 운영하여 입원환자들의 치료에 힘썼다.

비록 운영 중인 대구동산병원을 바로 개조했다고 하지만 급하게 코로나19 병동을 준비하느라 비치된 물품 및 약품이 부족하여 근무조가 바뀔 때마다 상황실에 들러 약품 및 물품을 조달받아 병동을 꾸리기 위한 근무환경을 꾸려갔다.

• 레벨D를 도와줘

첫날 레벨D를 입고 근무지에 들어서는 날, 갑자기 밀려드는 환자들과 체계가 잡히지 않은 거점병원 운영 등으로 운영진과 실무진의 방황이 있었다. 나처럼 처음 파견 나온 사람들에게 레벨D를 입는 교육이 충분히 이뤄지기 어려운 환경이었는데, 물론 동영상으로 교육법을 숙지하고 왔지만 실제로 입어본 적이 없기에 실제로 시연을 하고 현장에 투입되었으면 하고 바랐었다.

다행히 먼저 대구에 내려와 근무하고 있던 국군 장교 간호사 중 한 분이 먼저 첫날 '오셨어요?' 하고 물어봐 주시며 '그러면 저랑 같이 근무 들어가요, 선생님! 제가 알려드릴게요!' 하고 말을 걸어 주셔서 천운이라고 생각이 든다. 지금도 그날을 생각하면 그분께 너무나 감사하다. 국군 장교 간호사 선생님 덕분에 제대로 된 레벨D 방호복을 입고 익숙하지만 익숙하지 않은 곳이 된 대구동산병원 안으로 조원들과 발을 내딛을 수 있었다.

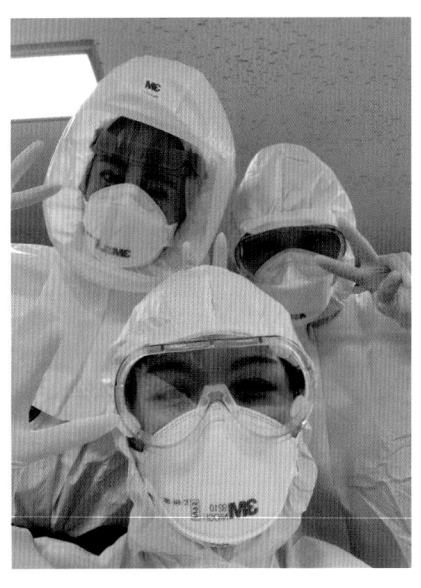

레벨D를 입자 '세상에!' 라는 말이 절로 나올 지경이었다. 듣던 것보다 훨씬 더 레벨D의 착용이 신체에 큰 부담으로 느껴졌다. 한 근무마다 2조 2교대로 근무를 하며 2시간 근무하고 2시간 휴식시간을 가진다. 상당히 짧은 간격으로 교대하는 것을 이해할 수 없었는데 마침내 이해가 되는 순간이었다.

출입문에서 이동장소인 엘리베이터로 몇 미터도 걷지 않았는데 증기가 가득한 목욕탕에 들어간 느낌에 순간적으로 마스크를 움켜쥘 뻔했다. 또한 '내가 이렇게 땀이 많았던가?

입김이 이렇게 수분이 많았나?' 싶은 생각이 들 정도로 통풍이 잘 되지 않는 방호복 속으로 뜨뜻한 땀이 차올랐고 끼고 있던 고글도 이내 물방울이 방울방울 맺히기 시작했다.

'아직 근무지에 도착하지 않았는데 벌써 이러면 그냥 나갔다 와야 하나?' 하는 생각이 들 정도로 다음 교대 시간까지의 시간이 멀게만 느껴졌다.

코로나19의 공기 감염을 막기 위해 대구동산병원 안의 모든 창문은 다 닫혀 있었다. 환기시설 또한 작동되지 않는 완벽히 차단된 공간이었다. 생각보다 힘든 레벨D 착장에 그간 '카더라'로 전해들은 '의료진의 실신설'이 사실이 아닐까 하는 생각도 들었다.

물론 평소 행동의 70% 정도만 움직여도 숨이 헐떡여지지만 그럭저럭 견딜 순 있었다. 하지만 지금 또 그때처럼 레벨D를 입고 근무를 하라고 한다면 최신 의료장비 PAPR(Powered Air-Purifying Respirator :PAPR,전동식 공기정화 호흡기)을 주지 않으면 하지 않겠다고 요청할 생각이다.

● 얼린 생수병

의료진 행동의 제약과 앞을 흐리는 습기와 땀, 숨쉬기 어려움이라는 제약이 있었을 뿐이지 코로나19병동에서의 일은 일반병원과 같았다. 걱정했던 특정 종교의 종교단체나 환자들의 숨이 넘어갈 듯한 건강악화는 없었다.

물론 중환자실은 고농도 산소치료를 받는 환자가 있긴 했지만 영화 '감기'같은 상황은 일어나지 않았다. 이때까진 없었던 것 같다.

교대하며 먼저 퇴근하는 근무자에게 좋은 팁도 받았다.

"통풍이 잘 안되니까 냉장고에 생수 얼려둔 걸로 목 뒤에 대어 체온을 떨어뜨리세요! 안 그러면 진짜 실신합니다. 아니면 알코올 젤을 팔에 조금 바르세요. 그나마 시원한 느낌에 정신이 들 겁니다. 힘내세요!"

파견 근무 종료까지 그분이 전수해준 노하우로 레벨D에 빨리 익숙해졌던 것 같다. 이 말씀을 꼭 전하고 싶다.

"너무나 감사했어요."

• 장례식장의 쪽잠

시간이 흘러 교대를 하고 휴식시간이 되었는데 익숙한 선생님들을 뵙게 되었다. 예전 동산병원에서 근무하셨던 지금은 수 선생님이 되신 고연차 선생님들 말이다. 우리보다 먼저 코로나19 거점병원오픈을 위해 투입되어 병동을 꾸리고 환자들을 돌보고 계셨다.

당시 대구동산병원이 코로나19 지역거점병원으로 지정되고 오랜 시간이 지나지 않은 상황이었는데 그분들의 얼굴은 벌써 울긋불긋한 붉은 반점으로 뒤덮여 있었다. 심한 분은 진물이 나고 덧나서 보는 내가 다 마음이 아팠다.

쉬는 날 없이 연달아 근무를 하여 하나같이 피곤에 지친 얼굴이었다. 게다가 코로나를 가족들에게 옮길까 봐 걱정되어 집에 가지 않고 장례식장에서 쪽잠을 주무시기는 분도 있었다. 무척 힘드실텐데도 다들 오히려 이곳에서 일하게 되어 뿌듯하고 자랑스럽다며 웃으셨다.

선생님들의 멋진 모습에 훗날 나도 멋진 간호사가 되어야겠다고 생각이 들었다. 정말 세상에 멋진 사람은 많다고 느꼈다.

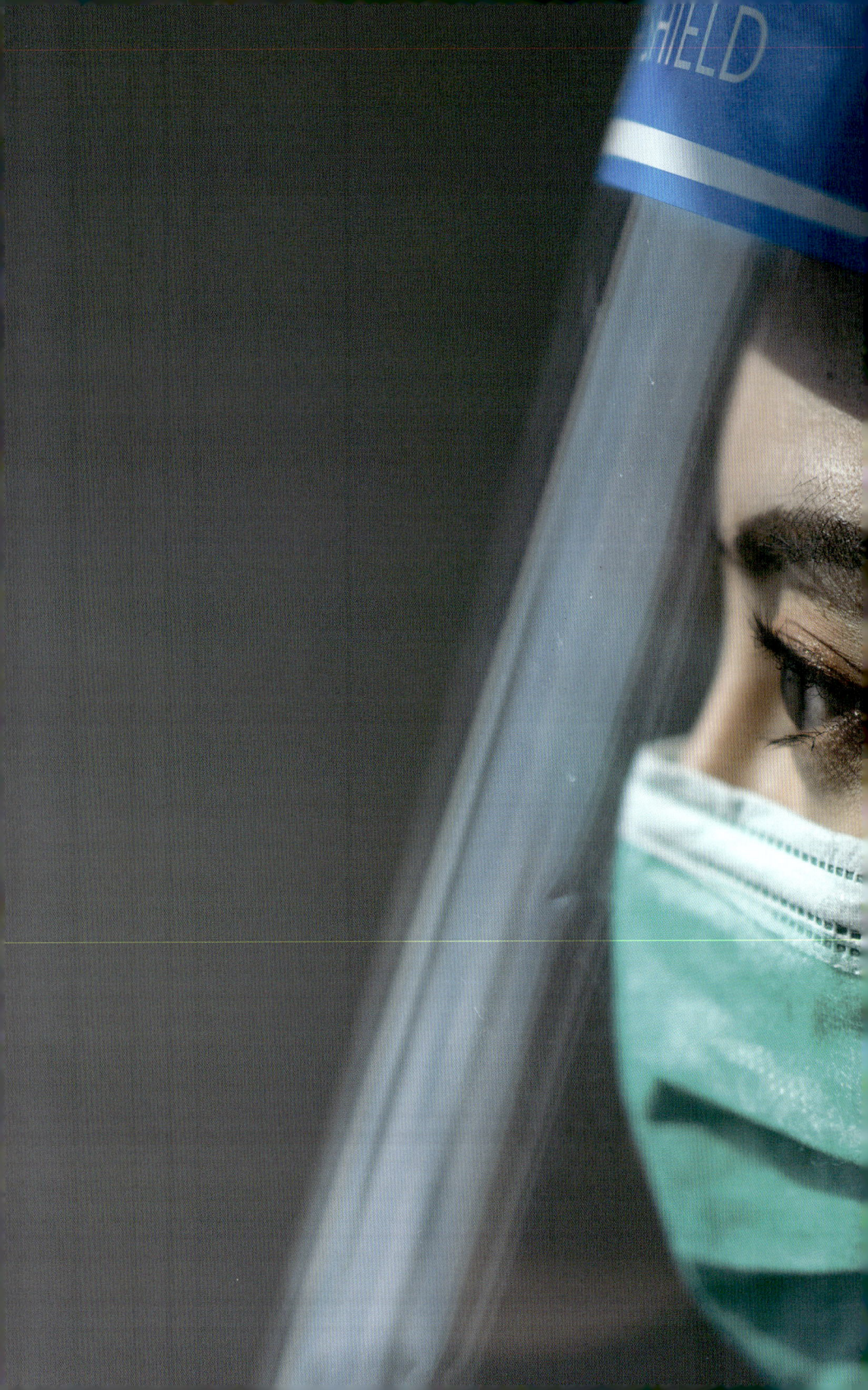

"통풍이 잘 안되니까
 냉장고에 생수 얼려둔 걸
 목 뒤에 대어 체온을 떨어뜨리세요!
 안 그러면 진짜 실신합니다.
 아니면 알코올 젤을 팔에 조금 바르세요.
 그나마 시원한 느낌에 정신이 들 겁니다.
 힘내세요!"

#전임자의 #팁

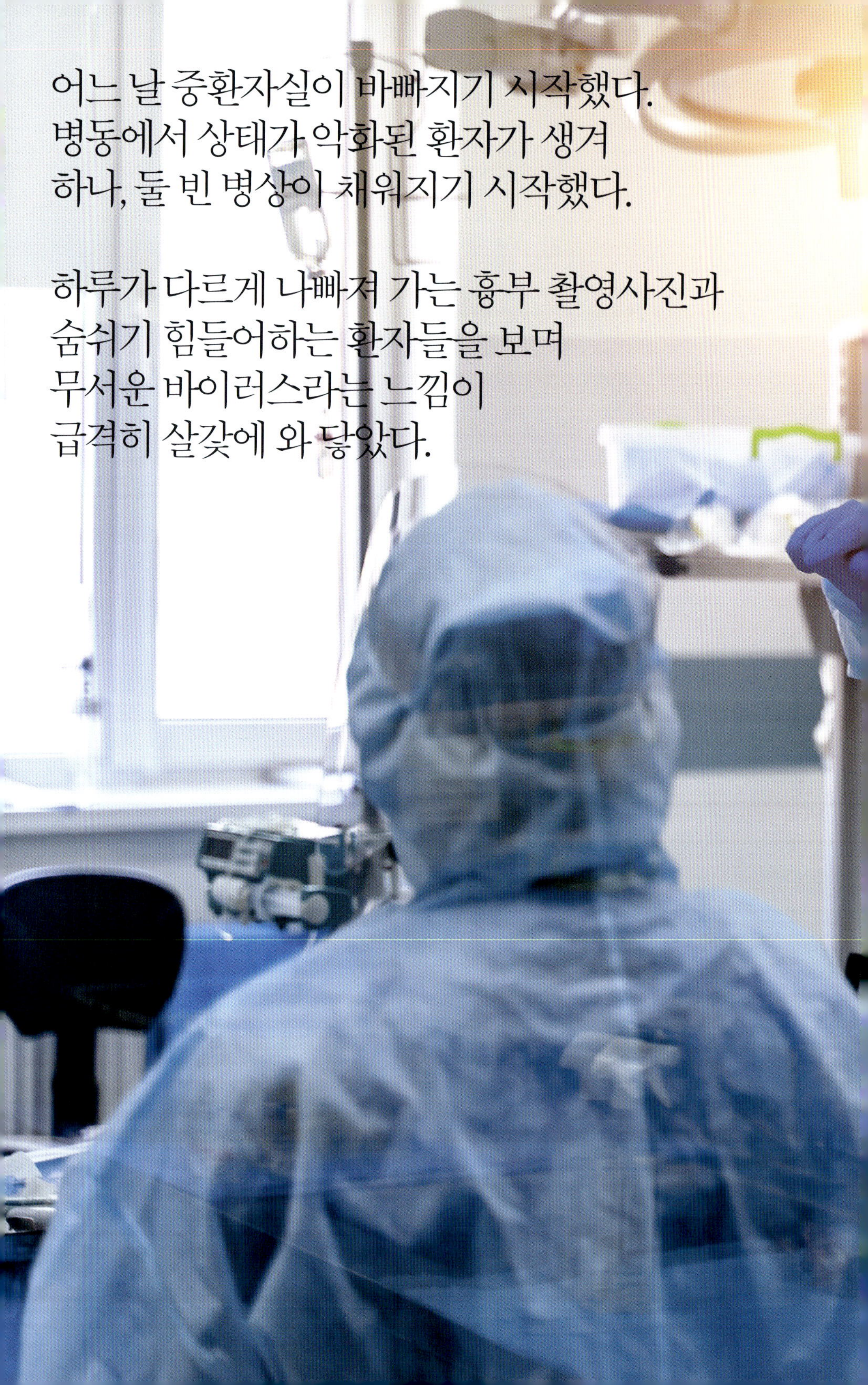

어느 날 중환자실이 바빠지기 시작했다.
병동에서 상태가 악화된 환자가 생겨
하나, 둘 빈 병상이 채워지기 시작했다.

하루가 다르게 나빠져 가는 흉부 촬영사진과
숨쉬기 힘들어하는 환자들을 보며
무서운 바이러스라는 느낌이
급격히 살갗에 와 닿았다.

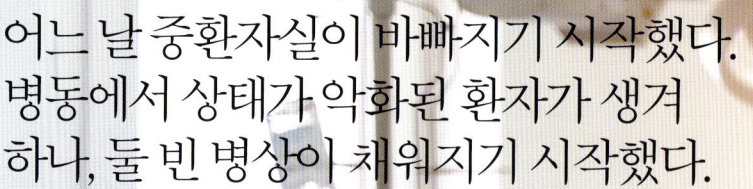

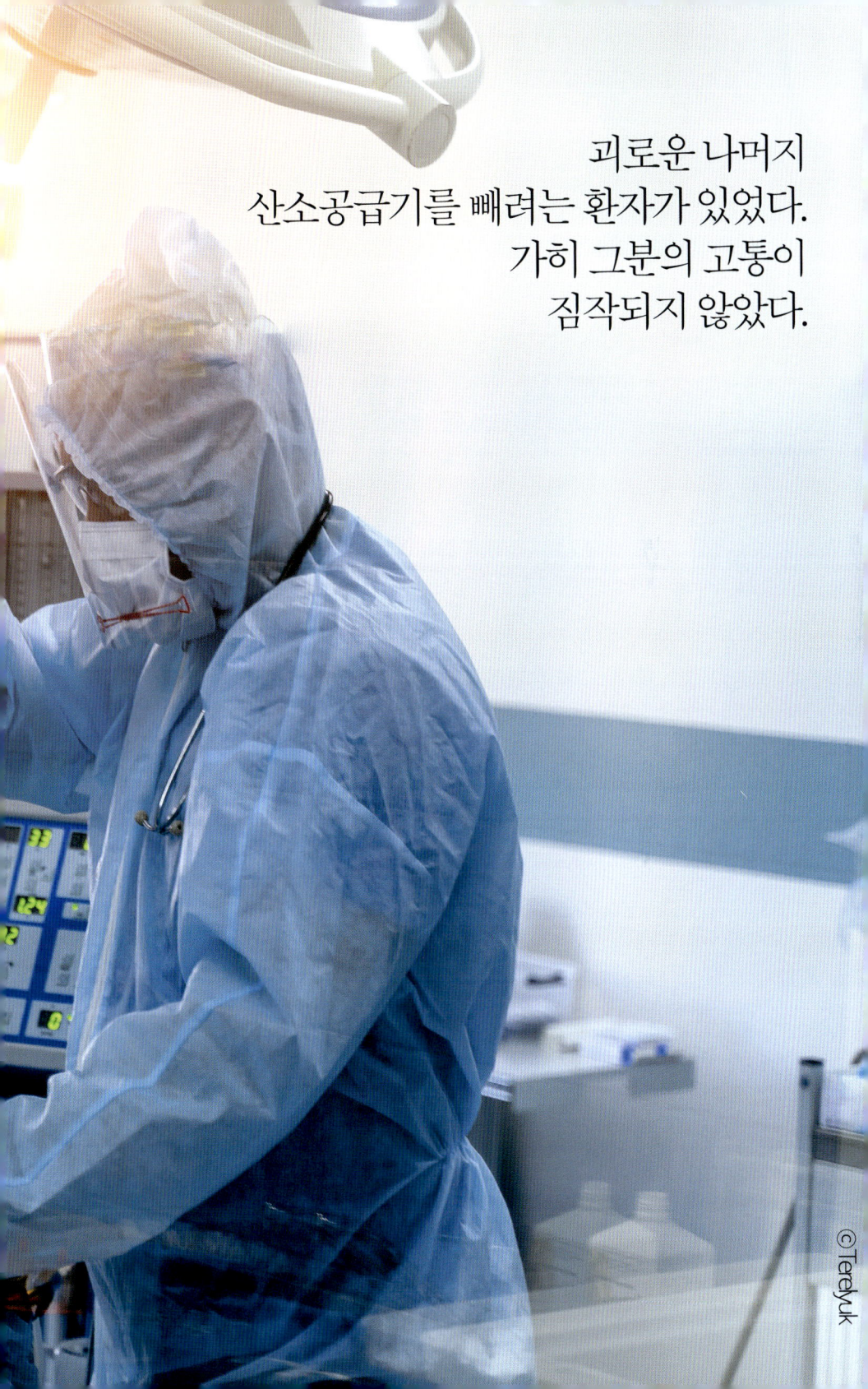

괴로운 나머지
산소공급기를 빼려는 환자가 있었다.
가히 그분의 고통이
짐작되지 않았다.

• 똑같은 환자일 뿐

당시 언론 보도를 본 비의료인 친구들이 자주 물어왔다.

"지금 입원한 사람들은 특정 종교 사람들만 있는 거 아니야? 밉지 않니?"

"밉지 않아. 똑같은 환자일 뿐이야."
라고 답했다.

우리들의 눈에는 그 특정 종교 사람들이라는 분들도 나쁜 바이러스에 고통받는 안타까운 환자분 그 이상도 이하도 아니었다.

어떻게 하면 더 고통을 덜고 훨씬 나은 치료를 해드릴 수 있을까 하는 생각에 애가 탔지만 치료제가 없는 질병이라 대증치료밖에 할 수가 없어 안타까웠다.

방호복을 입어도 최소한의 접촉을 해야 하기에 유리창 너머로 '이겨내야 해요! 도와드릴 수 있는 게 없어요.' 하고 마음속으로 스스로 이겨내시기를 기도하는 것 뿐이었다.

• 속속 도착하는 자원의료진

 대구·경북 일일 확진자가 매일 수백 명을 웃돌기 시작하자 대구 내 환자를 수용할 수 있는 시설이 부족해지기 시작했고 그만큼 악화되는 사람들도 늘어가기 시작했다.

이와 함께 환자를 돌볼 의료진도 턱없이 부족해졌다. 이에 본원에서 큰 결정을 내렸는지 수 십 명의 의료진들이 대구동산병원으로 파견을 오게 되었다. 이에 오랜 근무로 피로가 누적되었던 의료진들은 한시름 덜게 되었다. 나는 반가운 선후배님들을 다시 만나게 되어 좋았지만 안타까웠다.

모두들 오고 싶지 않고 겁이 났을 텐데. 어서 빨리 치료제가 나타나 코로나19 사태가 잠식되기를 모두가 한마음으로 빌었던 것 같다. 하지만 상황은 더더욱 악화가 되었다.

하루는 출근 전에 후배에게서 다급한 메시지가 '톡톡' 하고 왔었다. 어떤 일인가 싶어서 보니 바로 전 근무조로 일하고 휴식타임 교대하러 나온 후배가 놀란 마음을 추스르지 못하고 다음 근무 순번인 나에게 현재 상황을 와다다 쏟아내는 것이었다.

• 진짜 기계 앞에서

장기간 입원이 늘어남과 동시에 고위험군 환자 중에 상태가 악화되어 중태가 되는 상황이 발생했다. 나조차도 간호사 국가고시에 응시할 때 공부하느라 책에서만 보았던 인공심박출기나 인공호흡기 등 '진짜 중환자실'에서 쓰던 기계들로 치료를 해야 할 환자들이 생긴 것. 후배 본인은 너무나 놀라서 멍하게 어떤 상황이 지났는지도 모르게 있다가 벌써 교대시간이 되었다는 것이다.

진짜 입사 후 이런 상황을 겪는 건 처음이어서 어찌할 바를 몰랐다던 후배. 아마 코로나19가 없었다면 일반 병동에서 천천히 경험하고 배우며 자라고 있었을 후배가 안타까워지는 동시에 앞으로 코로나19 사태가 심각한 국면으로 접어들 것 같아 덜컥 겁이 났다. 나도 위의 언급된 기계를 다뤄 본 적이 없었다. 중환자실에서 근무하고 트레이닝 받지 않으면 잘 모르는 특수한 파트이기에 정신을 의식적으로 더 바짝 차리게 되었다.

아니나 다를까, 늘어나는 중환자 수로 인해 대구동산병원도 경증환자 뿐 아니라 중환자를 치료하는 방향으로 취지를 선회하게 되었다. 매 근무마다 늘어나는 중환에 4명뿐이던 근무자 수가 하나둘 늘더니 어느 새에 한 조에 12명씩 배정되어 들어가도 빠듯한 업무 강도로 급상승되었다.

후배의 연락을 받고 출근한 그 날의 나는 상태가 악화된 환자를 대하는 경험이 부족한 내 능력의 한계를 느끼며 자괴감에 빠졌던 것 같다. 한편으로는 '어차피 간호사 일을 하면 언젠간 겪을 기계들과 환자들이었어. 다시 공부하자! 꾸준히 공부해서 더 나은 의료진이 되는 거야'라는 오기가 생겼다.

중환자실 출신의 자원봉사자 간호사분들이 계셔서 1:1로 환자를 맡아 중환자들을 봐주는 덕분에 좀 나았지만, 전반적인 상황이나 그분들에게 도움이 되어주기 위해 공부해야겠다는 생각이 불끈 들었다.

임시로 코로나19 중환자실에 배치받아서 근무를 하게 되었지만 근무 종료에 기약이 없기에 앞으로 환자들을 돌보기 위해 나에게 필요한 소양들을 후배의 도움을 얻어 채워나가야겠다고 생각이 들었다. 중환자실에 근무하는 후배에게 물어물어 중환자는 어떤 것을 중점으로 봐야 하는지, 내가 놓칠 수 있는 것들은 없는지 등 나의 부족한 점들을 공부해 나갔다.

• 제발로 걸어 온 중환자

중환자실의 범위는 넓었기에 의식이 없는 환자 뿐 아니라 의식이 있는 환자들도 있었다. 어느날, 짐을 들고 어떤 환자 한 분이 중환자실로 걸어왔다.

처음에는 사복을 입고 중환자실 입구로 걸어온 사람을 보고 병동에서 도망 나온 사람인가? 싶어서 당황하며 물었다.

"어쩐 일이시죠? 어떻게 오셨어요?"

환자는 숨을 몰아쉬며 답했다.

"여기가 중환자실 아닌가요? 입원하러 왔는데요…'

미리 통제실에서 환자 한 분이 입원 예정이라고 연락을 받은 상태였지만, 사복 차림으로 걸어오리라고는 상상도 못했었기에 놀란 마음을 추스르고 환자분을 중환자실 안으로 안내했다.

통제실과 조율 후 음압격리시설이 지어지기 전이어서 환자를 글라스방으로 안내하고 간단한 중환자실 오리엔테이션을 했다.

"환자분 이곳은 중환자실입니다. 환자분은 코로나19에 감염되어 다른 분들과 다르게 몇 일간 중환자실에서 경과를 지켜보셔야 합니다. 지금은 증상이 크게 나타나지 않으실 수 있지만, 코로나19가 현재 치료약이 없는 위험한 감염병이기에 이곳에서 경과를 지켜볼 필요가 있습니다. 환자분 너무 걱정 마시고 조금만 이곳에서 같이 경과를 지켜봐요. 너무 무섭고 의료진이 필요하시면 아래 번호로 연락 주시거나, 밖에 의료진이 상주하고 있으니 바로 불러 주시면 뛰어가겠습니다."

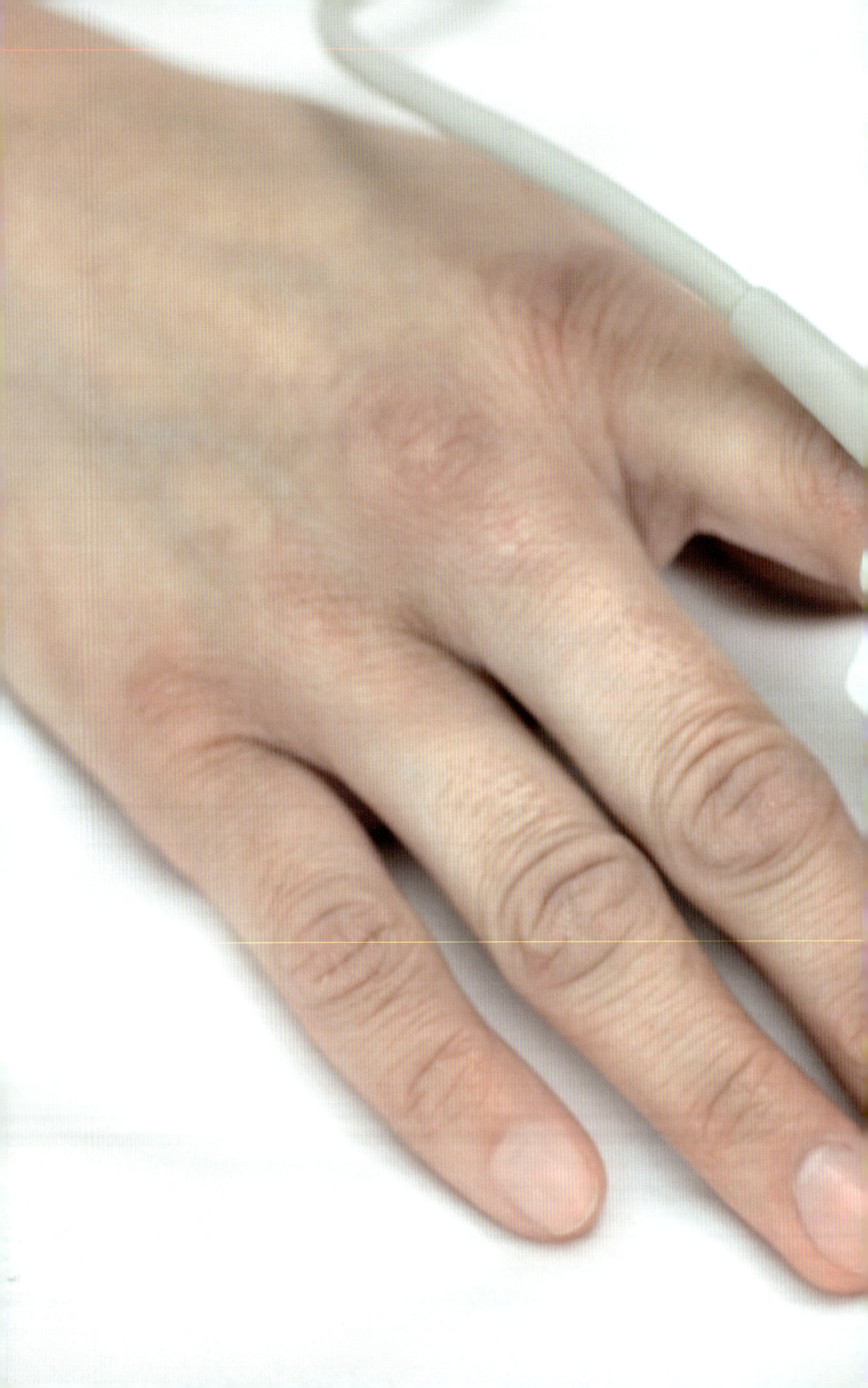

환자는 사방이 유리로 막힌 곳이 처음이었는지
두리번거리다 또 물어왔다.

"저…, 죽을 병이에요?
이런 곳으로 간다고 생각도 못했어요."

뭐라고 답을 드려야 할지
생각을 가다듬고 있는데 환자는 더욱 불안해했다.

"난 아직 많이 아픈 거 같지도 않아요.
숨만 조금 거친 정도인데….
저기, 다시 일반 병실이 아닌지
확인해 주시면 안 되겠어요?"

나는 두려워하는 환자를 위해
여러 번 통제실로 연락하여 확인해 드렸고
안심시켜 드리기 위해 노력했다.

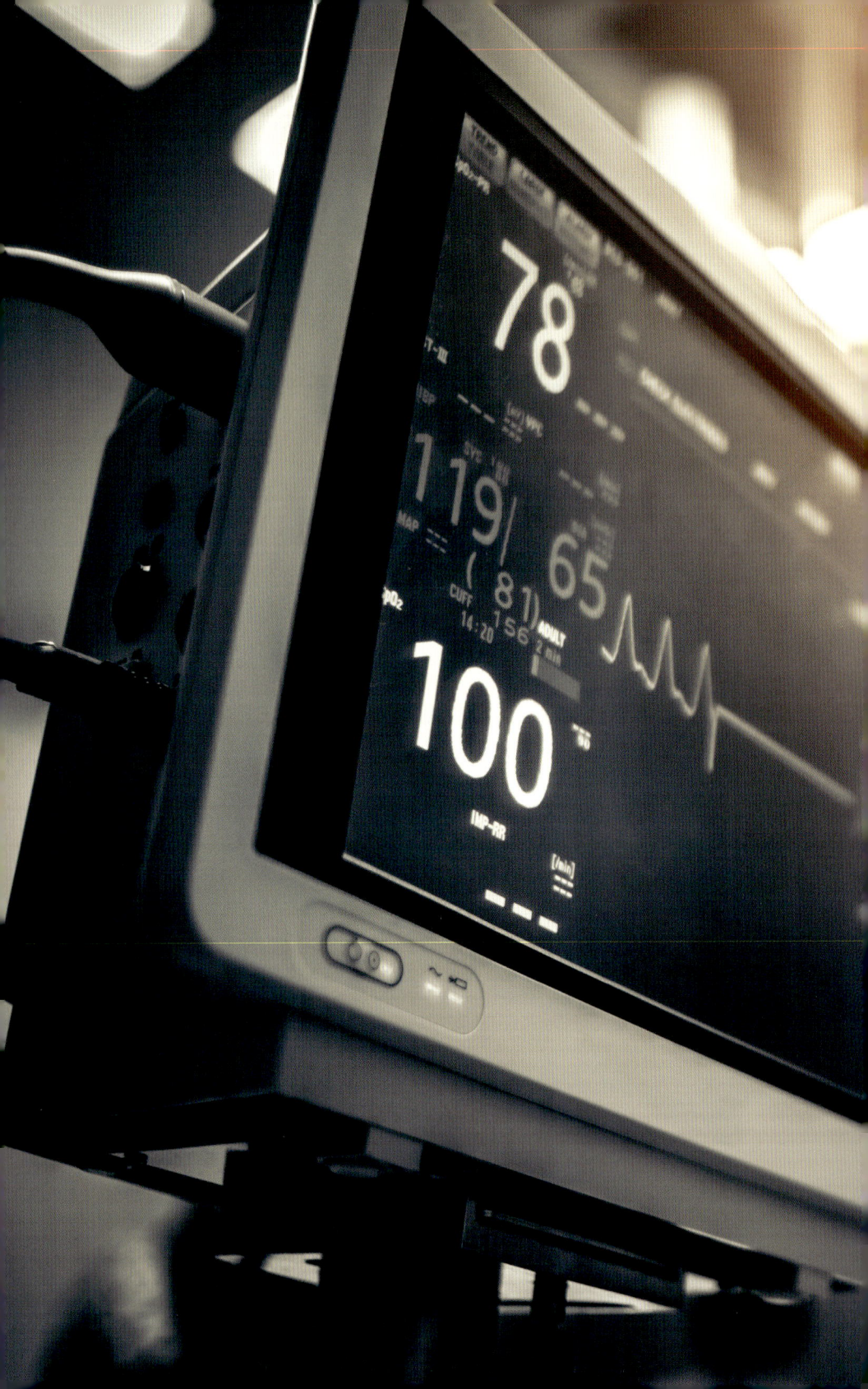

주변에 아무도 없고
알람만이 울리는 기계 사이에서
혼자 갇힌 방에 있으려니
환자는 겁에 질린 것 같았다.
틈틈이 밖에 있는 가족과 전화를 하며
두려움과 괴로움을 달래던 환자는
시간이 지나면서 숨이 거칠어지기 시작했고
고용량산소치료를 받는 상태에 이르게 되었다.

시간이 지날수록 자신의 몸이 나빠지는 것과
죽음에 대해 공포감이 생기게 된 환자는
결국 인지력을 상실했다.

"꺼내줘, 꺼내줘….
여기 있다간 저 사람들처럼
죽을지도 몰라! 꺼내줘."

• 여기서 좀 꺼내줘요

주변에 아무도 없고 알람만이 울리는 기계 사이에서 혼자 갇힌 방에 있으려니 환자는 겁에 질린 것 같았다. 틈틈이 밖에 있는 가족과 전화를 하며 두려움과 괴로움을 달래던 환자는 시간이 지나면서 숨이 거칠어지기 시작했고 고용량산소치료를 받는 상태에 이르게 되었다.

시간이 지나며 환자의 폐기능이 떨어지고 광범위한 감염으로 고열이 동반되어 체력이 약화되어 갔다. 점점 환자의 병세가 악화되어 갔다.

시간이 지날수록 자신의 몸이 나빠지는 것과 죽음에 대해 공포감이 생기게 된 환자는 결국 인지력을 상실했다.

"꺼내줘, 꺼내줘…. 여기 있다간 저 사람들처럼 죽을지도 몰라! 꺼내줘."

매일매일 바뀌는 옆 환자들의 상태와 울리는 기계음 및 뉴스에 보도되는 사망자증가의 소식이 환자에게 더욱 두려운 요소로 자극이 되었으리라.

환자는 겁에 질려서 소리를 지르기 일쑤였다. 때로는 치료를 위한 산소 줄을 잡아당기거나, 침상에서 내려와 문을 두드리기까지 했다. 고열과 질병으로 인한 답답함이 환자의 이성에 영향을 미친 것 같았다.

의료진은 수시로 전신 상태를 체크하며 밀접히 환자를 모니터링하였고 환자의 병세가 꺾이도록 할 수 있는 약을 쓰며 환자 스스로 이겨내도록 경과를 지켜보았다. 코로나19에는 아직 치료약이 없기 때문에 증상에 대해 대증치료를 할 수밖에 없었다.

상주하며 곁을 지켰던 간호사 및 자원봉사자들 또한 환자가 더 겁에 질려하지 않도록 곁에서 지지하며 매일을 기도하였다. '코로나19가 어서 사라지기를! 어서 바삐 치료약이 나타나기를!' 우리의 간절한 하루하루가 지나며 환자는 점점 병세가 꺾이기 시작했다. 고열이 사라지며 주변을 분간하게 되고 폐가 찢어질 것 같은 아픈 나날들이 지나고 어느새 환자는 병세가 회복되어 일반병동으로 이동하게 되었다.

"정말정말 고마워요. 나는 내가 죽는 줄 알았는데 얼마나 무섭던지…. 다들 잊지 못할 거예요."

• **떠난 환자가 남긴 것**

그 환자는 마침내 저용량 산소 없이도 웃으며 중환자실을 걸어나갔다. '아직 치료약이 없는 감염병이지만, 저렇게 퇴원하는 사람, 나아서 치료되는 환자가 있구나.' 앞이 보이지 않는 커다란 코로나19라는 질병 앞에서 무기력하게 절망하던 나에게 그 환자는 선물과도 같았다.

근무하면서 안타깝게 사망하는 환자들. 점점 상태만 나빠지는 환자들을 보면 무력하고 허탈했지만 이 환자의 퇴원 덕분에 '이렇게 나아질 수 있구나. 치료가 될 수도 있구나'라는 전환점을 맞았다. 앞으로 나아갈 환자들을 위해서 더욱 힘내서 근무해야겠다고 생각했다. 아마 그 당시 코로나19 거점병원에서 근무했던 모든 의료계종사자 및 자원봉사자들도 같은 마음이었을 것이라는 생각이 든다.

• **천식 진단을 받다**

여느 날과 다르지 않은 그 날도 대구동산병원으로 출근을 했었다. 평소와 다른 게 하나도 없는 날. 코로나19 환자를 상대한다는 게 얼마나 위험한지 중환자실에 근무하면서 알게 되었기에, 평소 컨디션 관리가 중요하다 생각되어 조심조심 체력관리를 하고 있는 중이었다.

그날은 여느 때와 다르게 N95를 쓰고 레벨D를 입고 문 안으로 들어서는데 평소보다 숨 쉬는 것에 더욱 힘이 들었다. '코로나19 바이러스는 폐를 먼저 섬유화시킨대…'라고 주변에 떠돌던 소문이 생각이 났다. 덜컥 겁이 나기 시작했다.

중환자실은 초기에 9병상 정도를 운영하다 중환자 수가 늘어나자 15명 정도를 수용하게 된 상황이었다. 여기저기서 경고음처럼 울려대는 기계음들과 붉은 의료호스를 통해서 환자의 몸 안과 밖을 오가는 혈액들로 정신이 없었다.

비록 레벨D를 입고 우리를 보호한다고 하지만 언제 어떻게 감염이 될지 몰랐다. 코로나19바이러스는 우리들의 컨디션이 무너지면 언제든 잡아먹으려고 덤벼들 테니까 말이다.

처음엔 기분 탓이라고 생각이 들었다. 2년 전쯤 겨울에 감기에 걸렸었는데 제 때에 병원을 찾아가 치료를 받지 못해서 기관지가 좁아졌던 적이 있었다. 병원에서는 천식 초기 증상 같다고 증상이 심하지 않으니 컨디션을 조절하면 약은 복용할 필요가 없다고 했다.

'천식은 겨울이면 호발하는 병이니까 지금도 천식증상이 나타난 게 아닐까? 곧 괜찮아지겠지.'

나는 잠깐 증상이 나타나다 말 거라고 생각이 들었다. 그렇지만 혹시나 열이 나지 않을까 조마조마하며 퇴근하고 혹시나 하는 걱정에 같이 근무한 동료들을 먼저 보냈다.

"먼저 가세요."
"채린 선생님은요?"
"저는 뒷일 조금 더 도와주다가 나갈게요."

같은 팀원들과 떨어져 교대하고는 열을 쟀다. 다행히 열은 나지 않았고 감기 증상도 없었다. 그렇지만 두려워 의사의 진찰을 받았다.

역시나. 진단결과는 천식이었다. 게다가 천식이 심해져 이제는 주의가 필요한 상황이라고 했다. N95와 레벨D를 장시간 착용하여 근무하게 되면 기관지에 무리가 와서 목도 따끔한 증상이 생기고 건강이 악화된다고 했다.

그 숨쉬기 어려운 마스크를 쓰면서 내 몸이 천천히 '악' 소리를 내고 있었나 보다. 병원에서는 아직 '쌕―쌕―'

소리가 날 정도가 아니기에 너무 걱정하지 말라고 다독이며, 그렇지만 심해지면 스테로이드를 써야하니 흡입기를 받아가라고 했다.

나는 그때 내가 천식을 진단받았다는 사실보다는 코로나19가 아니라는 사실에 정말 감사했다. 물론 치료약이 없는 코로나19에 걸린다는 것이 두려웠지만 그에 앞서 협소한 의료 환경에서 나와 함께 일하고 고생을 나눈 의료진들이 '나 하나로 인해 코로나19라는 질병에 노출되어버리면 어쩌나, 대규모 의료진 감염이 되어버리면 수천 명의 확진 환자들은 누가 돌보아야 할까' 하는 걱정에 너무나 겁이 났었다.

덜컹 내려앉은 가슴을 쓸어내리고 보니 그제야 천식에 걸린 내 모습이 보였다. 물론 지금은 천식도 없고 건강히 생활하고 있지만 계속 레벨D를 입고 근무를 해야 하는 상황이 조금은 두렵고 버겁게 느껴졌다.

하지만 주변을 둘러보니 나 말고도 여러 잔병으로 고생을 하지만 환자들을 위해서 힘내서 근무하는 동료들이 있었기에 밥도 신경써서 잘 챙겨먹고 컨디션 조절을 잘 해서 이겨내야겠다고 생각이 들었다.

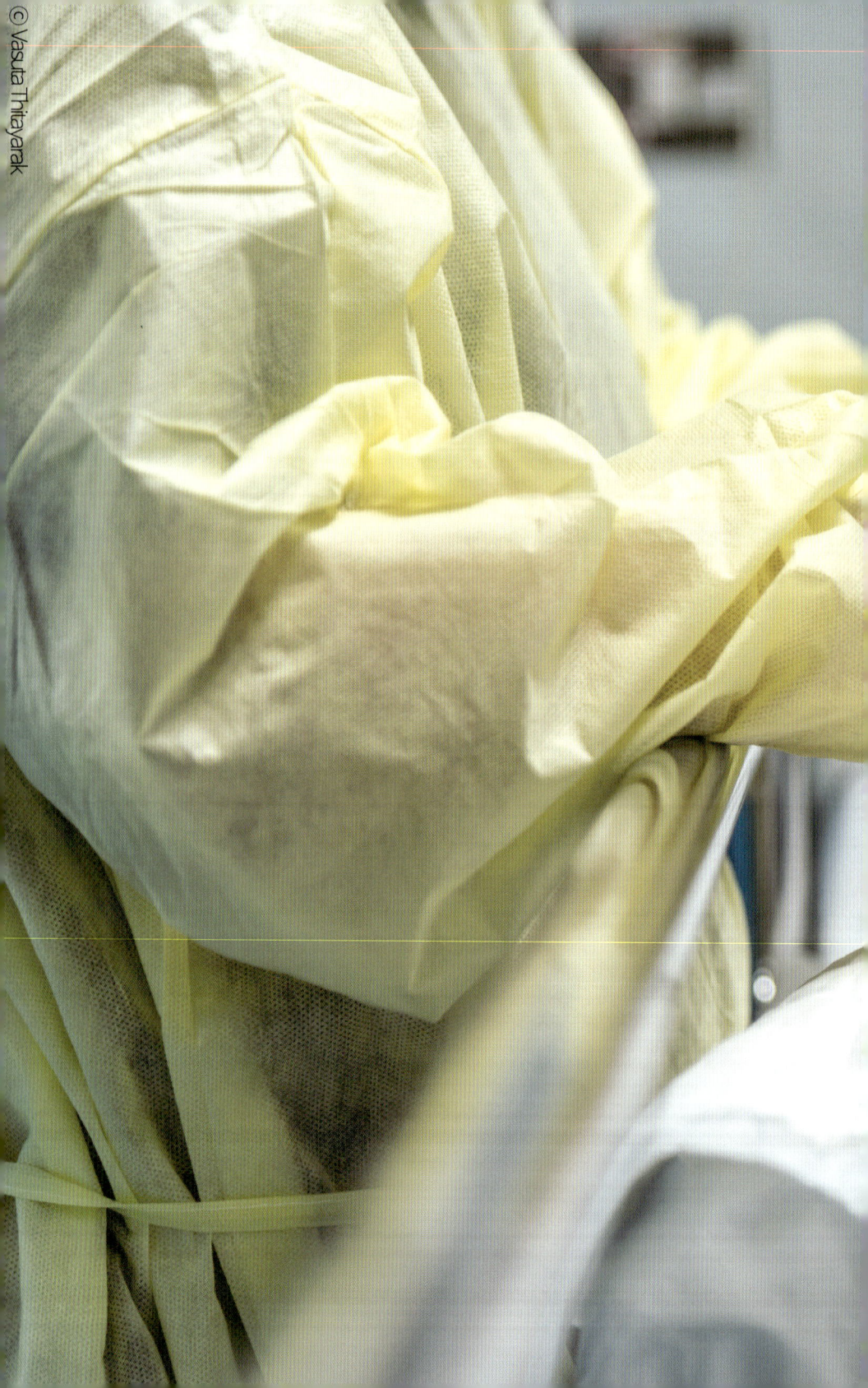

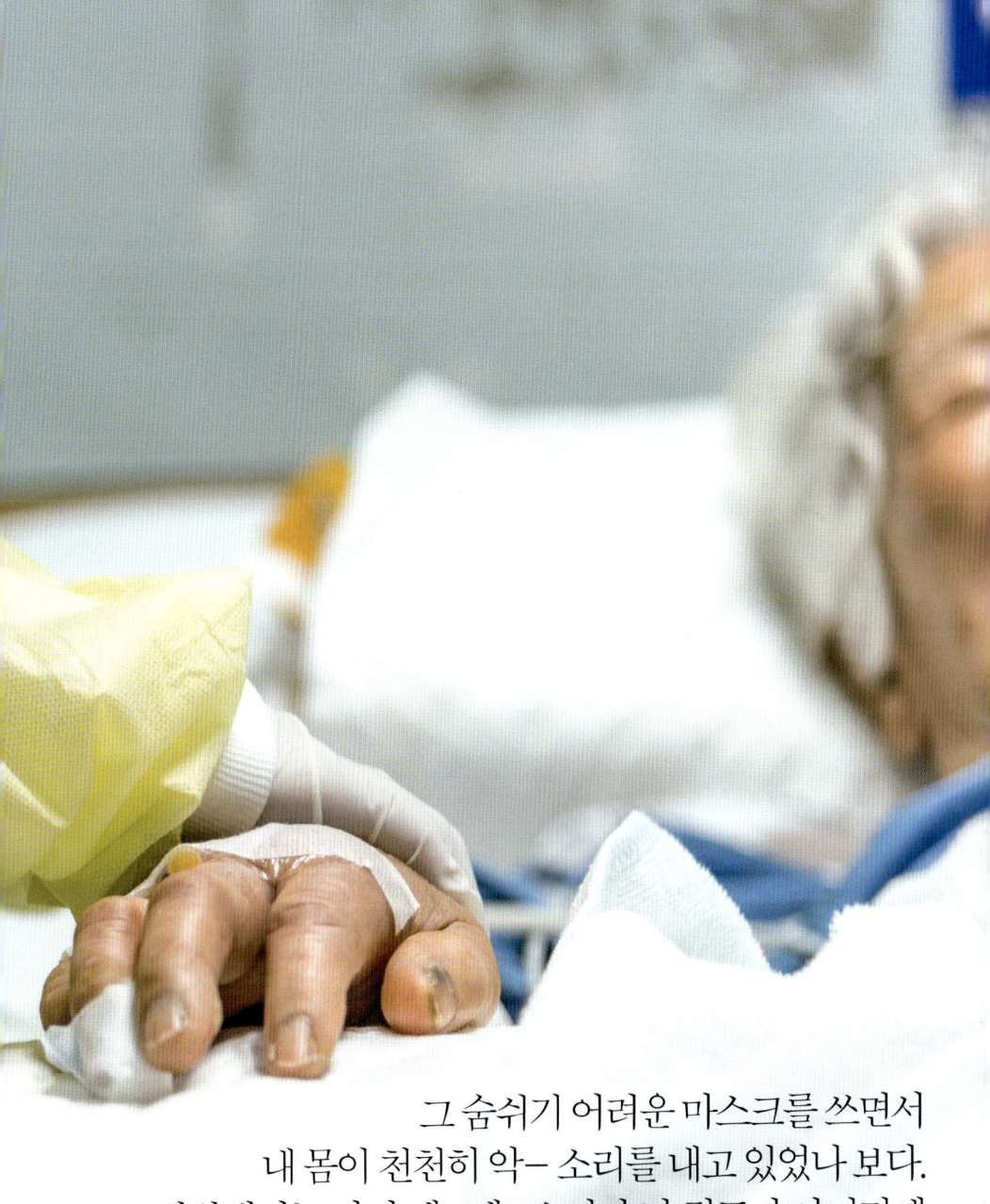

그 숨쉬기 어려운 마스크를 쓰면서
내 몸이 천천히 악— 소리를 내고 있었나 보다.
병원에서는 아직 쌕—쌕—소리가 날 정도가 아니기에
너무 걱정하지 말라고 다독이며, 그렇지만 심해지면
스테로이드를 써야 하니 흡입기를 받아가라고 했다.

덜컹 내려앉은 가슴을 쓸어내리고 보니
그제야 천식에 걸린 내 모습이 보였다.

• 연대감

"괜찮니? 멀리서 코로나19 환자를 돌보다가 천식에 걸렸다면서. 너 몸도 생각하고 그래야지, 좀 괜찮아? 당장 그만두고 돌아와. 무리하지 말고 돌아와도 괜찮잖아. 자원봉사자도 이제 많아질 예정이니까."

원래 근무하던 병동 선생님에게 온 전화였다. 다른 선생님들도 나에게 무리하지 말고 돌아오라며 나의 건강을 걱정해주셨다. 힘든 노동에 지친 나에게 선생님들의 따뜻함을 담은 걱정들이 너무나 감사하고 고맙게 느껴졌다.

선생님들의 걱정 덕분인지 다행히도 천식 증상은 점점 나아져 무리하지 않는다면 심하지 않은 정도로 회복이 되었기에 '괜찮아요. 다들 힘든걸요, 저 그리고 걱정하시는 것만큼 아프지 않아요.' 하고 말하고 동료들과 힘내서 중환자실에 출근하곤 했다.

서로 예전에 본 적도 한번도 통성명한 적도 없지만 이상하게 동료들과 같이 중환자실에 들어서고 나면 근무 종료 후 방호복을 벗을 때 이상한 끈끈함이 우리를 이어주는 것 같았다. 이 감정이 그 당시에는 신기하고 벅찼다.

코로나19라는 감염병이 없었다면 이들도 전국에 흩어진 의료기관에서 환자들을 돌보았을, 어쩌면 우리 주변에서 직장 다니는 이웃이었을 사람들이었으리라.

• 또 자원할 것 같아요

코로나19를 계기로 의료진들이 한자리에 모인다는 것이 지금에 와서 생각해도 대단한 일인 것 같다. 자신의 직장, 가족들을 뒤로 하고 국가적인 감염병 대응을 위해 이 자리에 있다는 것이 얼마나 대단하고 멋진 일인가. 다시 한 번 누가 '코로나19병원에 파견나갈 수 있겠니?' 하고 묻는다면 '네, 다녀 올게요.' 하고 고개를 끄덕일 것 같다.

현재 코로나19는 올해 상반기에 비해 다소 누그러진 추세이다. 하지만 언제 또 유행으로 번져 수많은 감염자들이 생길지는 미지수이다. 예방을 위한 마스크 수급도 이제는 많이 안정되어 주변 약국에서 손쉽게 구할 수 있다. 당시엔 출근하면 한 장씩 배급받을 수 있는 마스크를 옥이야 금이야 아껴가며 출퇴근길에 꼭꼭 챙겼었다.

지금과 비교하면 그때는 왜 그리 마스크 하나에 징징거렸는지 모르겠다. 그 외에도 거점병원을 오갔던 2-3월의 모습과는 사뭇 다른 느낌이다. 친한 친구의 제안으로 코로나19 당시 근무한 의료진중 한 명으로 그때를 회상하며 글을 쓰게 되었지만, 그때와 지금이 사뭇 비교가 되어서 신기하기만 하다. 어떻게 보면 우리나라가 정말 통제를 잘하고 잘 이겨내왔구나 싶기도 하고. 또, 지금까지처럼 앞으로도 잘 이겨내겠구나 생각이 든다.

• 수고하신, 모든

범국가적인 위기에 여러 직군들 수천 명이 합심해서 어려움을 이겨내는 것이 얼마나 가슴이 벅찬 일인가! 지금도 생각하면 가슴이 따뜻해지는 느낌이다.

이젠 차가운 겨울바람이 불지 않고 뜨거운 햇빛이 피부에 닿는 계절이 되었다. 현재까지도 치료약이 없는 이 독한 코로나19라는 바이러스는 언젠가 역사 속에 그런 질병이 있었다고, 전 세계적인 유행으로 번진 감염병이라고 기록이 될 것이다. 그리고 백신이 개발되고 인류의 두려움이 잦아들 것이다.

하지만 나는, 그 당시에 근무하며 느꼈던 벅찬 감정이나 느낌, 잠깐이나마 끓어오르던 사명감, 여러 사람들에게 느꼈던 고마움을 앞으로 의료계에 종사하며 두고두고 회상하지 않을까 생각이 든다.

지금 이 시간에도 현장에서 코로나19와 다투고 있을 의료진들의 수고에 응원을 보내고 싶다. 또한 우리 국민들도 잘 이겨내리라 믿는다. 그동안 수고하신 모든 의료진 분들, 소방과 경찰 및 자원봉사자 분들, 그리고 제일 힘들었을 질병관리본부관계자 분들께 진심으로 감사하다고 말하고 싶다.

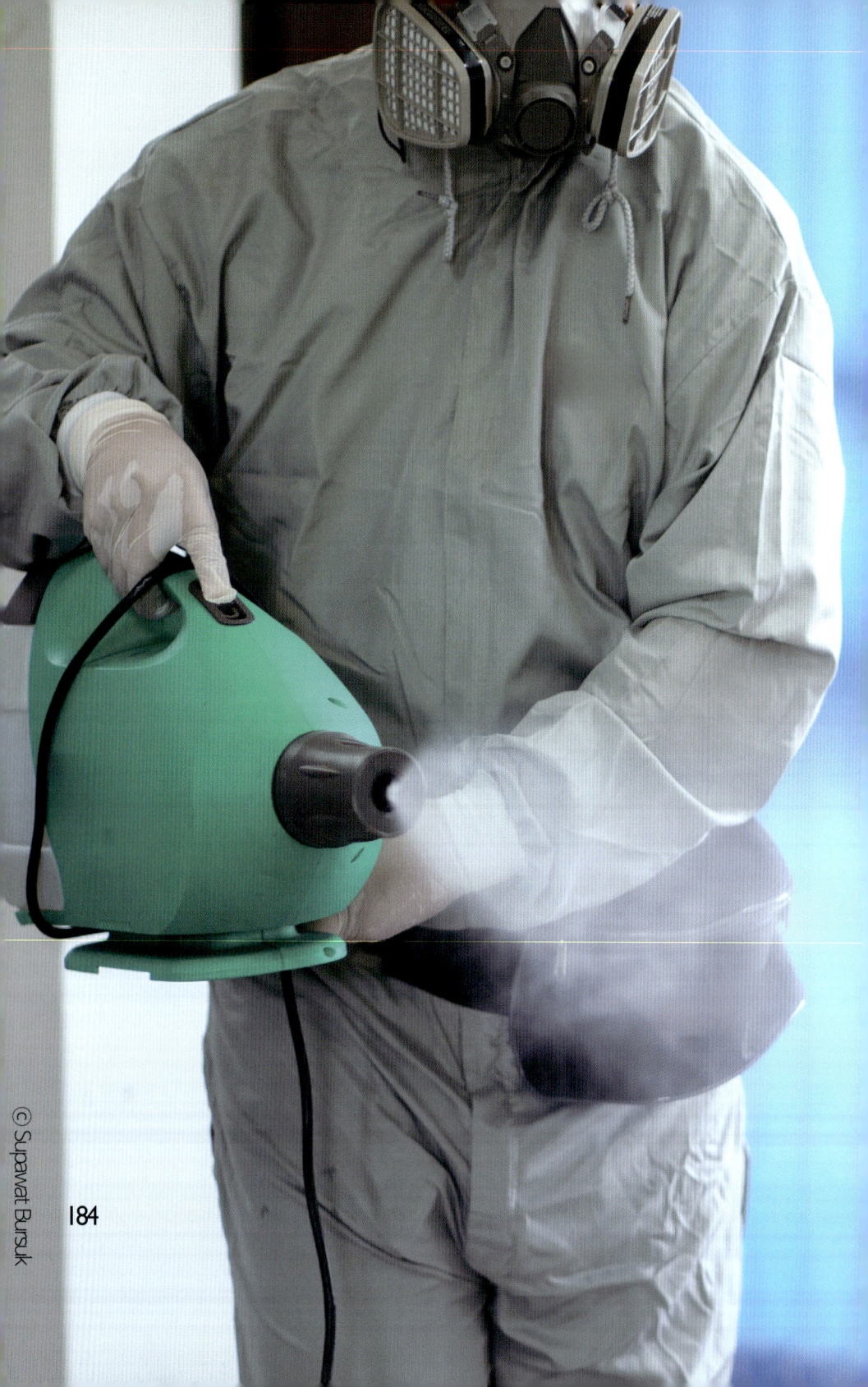

의료진뿐 아니라
코로나19 환자 이동과 차단에 힘써주신 소방관 분들,
확진자들 통제를 위해 수고해주신 경찰관 분들,
여러 비의료인 자원봉사자들께 감사하다.

특히 매일 차가운 봄바람을 맞아가며 출근하던 병원 앞에
길을 지키고 있던 경찰관 분들이 계셨기에
안전한 출근길이라는 생각이 들었던 것 같다.
왠지 안심이 되었다고 할까.

매스컴이 닿지 않는 곳에서,
전국 곳곳에서 발생하는 환자들의
빠른 이송 및 차단을 힘써준 소방 및 경찰 여러분 덕에
코로나19의 유행이 빨리 차단되지 않았나 싶다.
그분들에게 감사한 마음뿐이다.

닫는 글

지금처럼 감염병이 세계를 휩쓸 때 의료진에겐 종종 과한 기대가 걸리곤 합니다. 국가, 국민, 소명, 책임, 본분 같은 단어들도 등장합니다. 언론은 전문가의 말이 필요하고 전문가는 자신의 지식과 경험을 바탕으로 현상을 진단합니다. 분명 '한 말씀 부탁드립니다'로 시작된 인터뷰였는데, 어느새 간편하게 필요한 말만 취사 선택되면서 내가 초대하지 않았던 논조를 갖게 됩니다.

확진자는 그 자체로 징후입니다. 각종 알림을 통해 참으로 소상히도 그가 들른 업장과 역사(驛舍)가 낱낱이 공개되고 있습니다. 이를 바탕으로 대중은 확진자를 색출하는 데에 골몰합니다. 이어서 우리 동네에 확진자가 있는지, 그의 동선과 나의 동선이 겹치는지, 그래서 대체 백신은 언제 나오는지 여부가 개인의 최대관심사가 됩니다.

혼란의 시대, 정보는 빠르게 세를 구축합니다. 잘못된 정보일수록 사람들이 듣고자 하는 말, 남의 일을 재미있어하는 듯 퍼지는 말에 힘 입어 발 없이 천 리를 갑니다.

이런 탓에, 어쩌면 감염되었을지 모르는 사람들이 자신도 조리돌림을 당할까 봐 검사를 받지 않으려 합니다. 음성적 경로로 숨어버린 사람들을 찾아내어 대처하기 위해서는 무수한 행정력이 소모됩니다. 명백히 구조와 시스템의 문제이고, 이러한 한계를 보정하기 위해 많은 사람들이 노력하고 있습니다.

현장의 문제는 현장 밖으로 잘 알려지기 어렵습니다. 현장의 문제가 밖으로 알려지는 방식은 의외로 일방적인 찬사나 강조의 측면이 되기 쉽습니다. 이럴 때일수록 있는 그대로의 현장기록이 후대에 남겨줄 수 있는 것들이 있습니다.

대한민국 수도 서울의 역학조사관은 의사로서 본업인 진료와 연구, 강의로 바쁜 중에도 누구보다 기민하게 바이러스 확산의 행보를 주시하며 확진자의 동선을 파악하고 접촉 범위를 분석해 추가 피해를 막았습니다.

속 시원히 '당신은 양성이 아닙니다'라는 말을 들으려면 반드시 검사를 받아야 합니다. 그렇다면 검체를 채취하는 사람은 필연적으로 확진자일지도 모르는 사람의 얼굴을 들여다보고 말을 건네게 됩니다. 이를 위해 한 공중보건의사는 하루아침에 연고도 없는 낯선 도시에 떨어져 확진자일지도 모르는 사람들을, 심지어 그들의 집에까지 찾아가서 만나고 또 만났습니다.

임상 7년차에 들어선 한 간호사는 옛 직장이 코로나19 거점병원으로 지정되자 뭔가 도움이 될 수 있을까 싶어 자기 발로 병원을 다시 찾았습니다. 국시 공부할 때 봤던 기계를 실제로 사용해야 하는 다급한 상황이 닥쳐오고 의식을 상실한 중환자가 여기서 꺼내 달라고 외치며 병실 바닥을 기어 다닐 때에도 오로지 그 환자의 회복과 추가 확산 방지를 최우선으로 생각했습니다. 그리고 정작 자신의 몸을 돌보지 못해 천식까지 걸리고 맙니다.

이순신(1545-1598)은 생사가 찰나로 비껴가는 전장(戰場)에서 일지를 썼고, 안네 프랑크(1929-1945)는 박해의 시대에 캄캄한 다락방에 숨어 숨막히는 긴장 속에 일기를 썼습니다.

그들이 살았던 현장은 절대로 평화롭지 않았습니다. 오히려 크나큰 스트레스를 안겨주는 현장이었습니다. 그런 상황을 헤아리고 보면 이들이 현장에서 남긴 덤덤한 기록이 보다 각별하게 다가옵니다.

이제 결코 코로나19 이전의 생활로 돌아갈 수 없다는 전망도 나오고 있습니다. 이런 상황에서도 자기 역할을 다하고자 현장에 머무는 분들이 있습니다. 덕분에 밤과 낮이 그대로 밤과 낮일 수 있습니다. 도통 중심이 잡히지 않을 때 내가 아는 무엇인가가 늘 그 자리에 있다는 것은 크나큰 위로가 됩니다.

2020년, 코로나19 대응현장에서 고군분투했던 세 저자의 이야기를 함께 기억해 주시기를 청합니다.

자료일람

• 캡션

자료1) 역학조사내용
자료2) 코로나19역학조사지원시스템워크플로우
자료3) 질병관리본부에서카드뉴스를만들어「감염병 보도준칙」을쉽게설명하고있다.
자료4) 구로구콜센터관련확진자발생현황및전파경로(2020.3.)
자료5) 논문에수록된구로콜센터11층자리배치도
자료6) 첫번째환아의병원방문이동경로
자료7) 위기대응상황실 shared decision making의또다른예
자료8) 인포데믹스
자료9) 선별진료소는 문진용 공간과 검체채취용 공간으로 나뉜다
자료10) 대구시민들의선물
자료11) 레벨D 방호복을 입고있는 대구동산병원 의료진
자료12) 대구시에는 동산병원이 두 곳 있다(성서 계명대동산병원, 대구동산병원)
자료13) 코로나19대응지역거점병원대구동산병원에대한언론보도(2020.3.27.)
자료14) 레벨D 방호복을 입고있는 대구동산병원 의료진 II

자료일람

• 각주

1. 한국의 메르스 유행은 공식적으로 2015년 5월 20일부터 2015년 12월 23일까지이며, 총감염자 186명 총사망자 38명으로 집계되었다.
2. 「코로나19 확산, '여의도 파크원' 공사 현장도 폐쇄」 이재명 기자. https://www.sedaily.com/NewsView/1YZ339TWOJ
3. 「서울강동구 초대형 명성교회, 부목사 등 코로나19확진」 이주연기자. http://health.chosun.com/site/data/html_dir/2020/02/25/2020022502440.html
4. 한국기자협회, 「감염병 보도준칙」 http://www.journalist.or.kr/news/section4.html?p_num=17
5. 질병관리본부, 홍보자료〉카드뉴스 「감염병 보도준칙」 https://www.cdc.go.kr/gallery.es?
6. 「구로 콜센터 코로나 109명 확진」 최미라 기자. http://www.healthfocus.co.kr/news/articleView.html?idxno=93874
7. 『Coronavirus Disease Outbreak in Call Center, South Korea』Emerging Infectious Diseases®, Volume 26, Number 8—August 2020. DOI: 10.3201/eid2608.201274 (Volume 26, Number 8″August 2020)
8. 「서울아산병원, 코로나19 확진자 발생…소아응급실 등 부분 폐쇄 」 주윤지 기자. http://www.monews.co.kr/news/articleView.html?idxno=209570
9. 서울아산병원, 홈페이지→ 소식/공지 http://www.amc.seoul.kr/asan/information/notice/noticeDetail.do?pageIndex=2&noticeId=12091&fileId=&videold=&searchCondition=tc&searchKeyword
10. 위기대응상황실: Shared decision making (Risk Communication, Shared Responsibility, and Mutual Trust Are Matters)
11. 『Letter to the Editor: Risk Communication, Shared Responsibility, and Mutual Trust Are Matters: Real Lessons from Closure of Eunpyeong St. Mary's Hospital Due to Coronavirus Disease 2019 in Korea』Journal of Korean Med Sci. 2020 Apr;35:e159. doi: https://doi.org/10.3346/jkms.2020.35.e160
12. 「코로나19 '소금물 분무기' 소독?…"에어로졸 전파로 확산 위험"」 강애란 기자. https://www.yna.co.kr/view/AKR20200316164400017
13. 「대구 동산병원 의료진에게 듣는 현재 상황」 연합뉴스. 2020.3.27. https://m.yna.co.kr/view/MYH20200303014100038

자료일람

• 사진

오범조 교수 ⓒ서울특별시보라매병원
콜센터 ⓒchainarong06
장례식장풍경 ⓒnorinori303
유족 ⓒpixel-shot
군중 일러스트 Ⅰ, Ⅱ ⓒNaahn, SAMUI
Shared Decision Making ⓒfizkes, Naahn
서울아산병원 면회실 ⓒ이태준
서울아산병원 신생아전문응급센터 ⓒ이태준
코로나19가 바꿔놓은 일상(서울, 2020) ⓒStarstruck2049
코로나19현장 의료진 사진 1,2,3 ⓒ임영식
적막한 동성로 (대구, 2020) ⓒ이승용
오염된 방호복 겉부분이 몸에 닿지않게 벗는 것이 중요하다 ⓒ이승용
방문검체채취를 위한 이동 ⓒ이승용
선별진료소 내부 Ⅰ,Ⅱ,Ⅲ ⓒ이승용
체온계를 들고 있는 의료진 ⓒ임영식
검체채취를 하는 의료진 ⓒ임영식
대구 시민들의 선물 ⓒ이승용
레벨D 방호복을 입고있는 대구동산병원 의료진 ⓒ조채린
계명대학교 동산병원 ⓒ안나
코로나19대응 지역거점병원인 대구동산병원에 대한 언론보도 ⓒ연합뉴스
레벨D 방호복을 입고있는 대구동산병원 의료진Ⅱ ⓒ조채린
페이스실드를 하고있는 의료진 ⓒTeerayut Chaisarn
코로나19대응 중환자실의 모습 ⓒTerelyuk
산소포화도측정을 하는 환자 ⓒSfam
중환자실의 모습 ⓒWhyframe
환자를 돌보는 의료진 ⓒVasuta Thitayarak
코로나19대응 방역작업 중 ⓒSupawat Bursuk

저자일동, 이태준, 임영식, 안나, Starstruck2049 제공사진과 인용된 보도사진 외에 본문에 수록된 사진에 대해서는 미국 Shutterstock, Inc.의 표준라이센스 정책을 준수하였음을 알려드립니다.

주요 참고 사이트

- 세계보건기구(WHO)   https://www.who.int
- 대한민국질병관리본부   http://www.cdc.go.kr/cdc/
- 코로나바이러스감염증-19   http://ncov.mohw.go.kr
- 보건복지부   http://www.mohw.go.kr
- 서울특별시   https://www.seoul.go.kr
- 대구광역시   https://www.daegu.go.kr
- 서울특별시 구로구청   https://www.guro.go.kr
- 서울특별시보라매병원   https://www.brmh.org
- 서울아산병원   http://www.amc.seoul.kr
- 대구동산병원   http://daegu.dsmc.or.kr
- 계명대학교동산병원(성서)   http://dongsan.dsmc.or.kr
- 계명대 동산의료원   http://www.dsmc.or.kr